Docteur Régis GROSDIDIER
Édith LASSIAT

À TABLE !!!

Nutrition pour petits et grands de la grossesse à l'adolescence

DELVILLE
santé

Une marque du groupe éditorial PIKTOS
Z.I. de Bogues, rue Gutenberg - 31750 Escalquens

www.piktos.fr

Imprimé en France

I.S.B.N. 978-2-85922-234-5

Pourquoi ce livre ?

Nous l'avons construit dans un esprit différent et nous avons souhaité apporter un regard nouveau sur la masse d'informations qui gravitent et s'enchevêtrent autour de toutes les thématiques de l'alimentation.

L'angle choisi est celui de la NUTRITION, de la compréhension hors des dogmes, au cœur de l'intelligence du corps et de ses systèmes complexes. Régis Grosdidier est un éminent spécialiste en micronutrition, biopsychothérapie et allergologue.

Explications claires, avis contradictoires, nouvelles approches, espoirs de la science, débats autour du bio, des OGM, nous allons tenter de vous apporter en termes simples les éclairages nécessaires à une meilleure compréhension, prélude à une plus grande autonomie de lecture de votre quotidien et de vos choix. Sérieux dans le fond, tonique dans sa forme, ce livre est un compagnon indispensable aux adultes, aux parents et aux jeunes curieux de ce qu'ils mangent.

« Mens sana in corpore sano » *disaient nos anciens.*
Bonne lecture et bon appétit...

Édith LASSIAT (Directrice de collection et auteure)
Régis GROSDIDIER (Docteur en médecine)

Sommaire

QUIZ ALIMENTAIRE

1 - Accoucher par césarienne ou par voie naturelle, c'est pareil

☆ ★ ✰

2 - La femme enceinte n'a pas besoin de modifier ses habitudes alimentaires

☆ ★ ✰ A besoin

3 - Allaiter, c'est essentiel

☆ ★ ✰

4 - On peut tout donner à un bébé sans incidence sur sa santé

☆ ★ ✰

5 - Les allergies alimentaires, c'est héréditaire, on n'y peut rien

☆ ★ ✰

6 - Le lait, « c'est tout à jeter »

☆ ★ ✰

7 - On peut manger de tout à toute heure

☆ ★ ✰

8 - Le bio, c'est bien et c'est suffisant

☆ ★ ✰

9 - Toutes les viandes blanches sont bonnes

☆ ★ ✰

10 - Le jambon blanc, c'est bon pour mon enfant

☆ ★ ✰

11 - En cas d'alimentation végétarienne mon enfant ne sera pas carencé

☆ ★ ✰

12 - La viande est irremplaçable

☆ ★ ✰

13 - Les poissons d'élevage, c'est mieux que les poissons sauvages

☆ ★ ✰

14 - Tous les œufs se valent

☆ ★ ✰

15 - Les œufs, ça donne du cholestérol

☆ ★ ✰

16 - Les légumes surgelés ou en conserve, c'est différent des légumes frais

☆ ★ ✰

17 - Consommer des légumes cuits ou crus, c'est pareil

☆ ★ ✰

18 - Trouver des bons légumes, c'est compliqué

☆ ★ ✰

19 - Les légumes, ça ne nourrit pas

☆ ★ ✰

20 - Les légumineuses, ça fait grossir et ça donne des gaz

☆ ★ ✰

21 - Les fines herbes, c'est juste décoratif

☆ ★ ✰

22 - Les fruits séchés et les fruits frais n'ont pas la même incidence sur le poids

☆ ★ ✰

23 - Les céréales au petit-déjeuner, il n'y a pas mieux

☆ ★ ✰

24 - Les mélanges d'huiles du supermarché, c'est mieux que l'huile d'olive

☆ ★ ✰

25 - L'huile, ça ne fait pas grossir, on ne peut pas s'en passer

☆ ★ ✰

26 - On peut donner du thé et du café aux enfants

☆ ★ ✰

27 - Les sodas light sont parfaits pour la ligne et la santé

☆ ★ ✰

28 - Les yaourts enrichis, c'est un super soin pour les intestins

☆ ★ ✰

29 - Les produits allégés sont adaptés aux enfants

☆ ★ ✰

30 - Les margarines, c'est mieux que le beurre

☆ ★ ✰

☆ **OUI**

★ **NON**

✰ **Ça dépend**

Réponses p. 225-226

MANGER SAINEMENT

CONSEIL D'EXPERT

Un bon aliment est porteur de vie :
Pour cela, il doit être cultivé sans toxiques, de première fraîcheur, bien cuisiné, bien apprécié. Savouré dans une ambiance joyeuse et sereine.

Ce qui a servi de base pendant des millénaires pour nourrir les populations a été totalement oublié et transformé.
À force de disséquer, d'analyser les constituants chimiques et les processus de digestion, on a perdu la globalité et la naturalité des aliments, mais aussi le sens même de la nourriture.

Nous avons cherché la cause*, le maillon particulier qui rend caducs tous les raisonnements nutritionnels.*
Allergies, maladies, malabsorption d'aliments pourtant apparemment sains, tout s'emballe, rien ne semble plus fonctionner aujourd'hui…

Nous avons perdu de vue le véritable but de l'alimentation.
Hippocrate disait : « Que ton aliment soit ton premier médicament. »

Industriels et publicistes ont inventé le concept de l'alicament (ingénieuse contraction de l'aliment et du médicament...), or celui-ci est un aliment de laboratoire, mais existe-t-il encore des aliments naturels, susceptibles de nous nourrir sainement et d'être les premiers médicaments de notre corps ?

En fait, se nourrir, c'est quoi ? Pourquoi et comment s'alimenter ?

Ces questions sont d'autant plus fondamentales que l'enfant est un programme vierge qui doit construire tout son système cellulaire et organique, pour répondre aux besoins de croissance et devenir un être complet, optimal.

Un être bien en forme sur trois plans essentiels et indissolublement liés :

- physique,
- émotionnel,
- intellectuel.

Les aliments, que deviennent-ils et pourquoi ?

L'être humain, et tout particulièrement le jeune en croissance, ne peut pas vivre et grandir uniquement grâce à des substances inorganiques.

L'énergie nécessaire à sa croissance, il la tire d'autres êtres vivants (végétaux ou animaux).

C'est le contenu vivant et actif de ces entités qui vont lui permettre d'édifier son corps suivant un modèle transmis par le code génétique hérité des parents.

Pour humaniser ces produits provenant d'autres règnes, il faut DIGÉRER.

Beaucoup de nouveaux aliments ou d'anciens modifiés ne jouent plus leur rôle nutritionnel en raison de leur impossibilité d'être assimilés et digérés (produits laitiers, pains, céréales, huiles...).

Plutôt que de traiter académiquement les différents besoins nutritionnels, nous avons pris le parti de répondre aux questions les plus fréquentes que se posent les mamans dans leur quotidien.

Les réponses seront complétées de petites bulles de savoir et d'informations utiles, ludiques et aisément mémorisables.

Afin de rendre les réponses plus didactiques, nous les avons classées par thème, ce qui vous permettra de vous repérer facilement dans cette masse d'informations.

Ce qui a changé...

Nous avons subi une mutation dans l'alimentation depuis des dizaines d'années, les plus graves comptent le blé transformé qui devient totalement non digestible pour 40 % des personnes adultes, les huiles chauffées lors des extractions et enfin les produits laitiers qui homogénéisés ne permettent plus une digestibilité totale dans l'estomac.
Ceci a entraîné des **carences en acides gras essentiels,** *nécessaires à l'élaboration des membranes des cellules, notamment des membranes neuronales du cerveau.*
Ce sont, je pense, les plus grands dommages qu'a produits l'alimentation industrielle.

En plus d'avoir réduit les aliments à leur plus simple expression moléculaire pure, l'industrie alimentaire les a **dévitalisés, éloignés de leur origine naturelle** *et, en plus,* **affublés de produits chimiques**.

En effet, il convient de ne pas oublier les ravages que crée à long terme l'addition de produits chimiques lors de la culture, de la transformation ou de la conservation des aliments. Il suffit de relire toutes les études citées par le Pr Dominique Belpomme. Or, nous savons que le bébé dans le ventre de sa mère récupère tous ces produits qui passent – tout comme les médicaments – la barrière hémato-placentaire.

Le microbiote intestinal, un véritable écosystème.

Il est indispensable, pour saisir la complexité et le côté incontournable de la nutrition, de tenir compte de la ***fonction de l'intestin grêle.*** *En effet, pour nourrir l'organisme, il convient non seulement d'assimiler, d'absorber, mais également de* ***transformer les différents principes actifs*** *présents dans les aliments en des matériaux réellement* ***utilisables par les organes et les cellules.***
De ce fait, beaucoup de nouveaux aliments ou d'anciens modifiés ne jouent plus leur rôle nutritionnel en raison de leur impossibilité d'être assimilés et digérés (produits laitiers, pains, céréales, huiles...).

Préambule

Vous ne vous y êtes pas prise assez tôt ?

Vous n'avez pas tout bon depuis le début, alors sachez qu'il est toujours temps de changer d'habitudes...

Chaque jour, chaque semaine permet un petit pas vers davantage de compréhension, d'organisation, de sérénité.

- Ne jamais se décourager
- Un petit pas chaque jour
- Il n'est jamais trop tard pour mettre en place de nouvelles habitudes

CHAPITRE 1

Prénatal et premier âge

Au-delà de la joie de concevoir un petit être humain, les parents sont souvent confrontés à l'inconnu face à la grossesse, à la naissance et aux soins à donner à l'enfant.
Une inquiétude peut naître de l'ignorance, aussi la connaissance simple de ces événements permet-elle de rassurer.

Des réponses aussi complètes que naturelles sont indispensables.
La sécurité est la seule façon de calmer l'inquiétude ou la peur.
Mais ce qui est rassurant, c'est que l'enfant est un être unique.
Il convient donc de suivre des méthodes adaptées à l'individualité de chacun d'eux.
Il importe d'identifier ce qui est original, unique, en chacun des enfants que nous accueillons.

LA PÉRIODE PRÉNATALE

CONSEIL D'EXPERT

On doit se préparer en tant que parents en s'y prenant très tôt. Plus on s'y prend tôt, plus le bénéfice de la préparation est grand.

Donner à l'enfant à venir le maximum de chances d'éveiller ses propres capacités est le but de cette préparation à la naissance.

Quel est le lien entre le bébé, le corps de la mère et le système neuro-végétatif ?

Les neuromédiateurs, messagers chimiques qui permettent le fonctionnement du système nerveux, de l'intellect, des émotions, de la protection naturelle du corps (immunité) et des glandes endocrines (hormones), sont fabriqués à 95 % au niveau de l'intestin grêle, à partir de constituants alimentaires absorbés quotidiennement.

Exemple : la sérotonine, indispensable pour le moral, le sommeil, la régulation du transit intestinal, provient de la transformation d'un élément protéique (tryptophane) que l'organisme ne sait pas fabriquer et doit puiser quotidiennement dans notre assiette. S'alimenter est une nécessité absolue qui devrait permettre un équilibre fonctionnel optimal.

Un fœtus qui subit involontairement le stress de sa mère présente une structure anatomique cérébrale différente d'un enfant d'une mère non stressée. Le phénomène est lié à la production anormale d'une hormone (cortisol) par l'organisme maternel, qui passe à travers le placenta et inonde les cellules du fœtus – et notamment son cerveau.
Une mère aidée psychologiquement et consommant suffisamment d'acides gras essentiels (poissons des mers froides) pourra négativer l'effet néfaste de son stress et permettre à son bébé de développer son cerveau normalement.

Faut-il manger pour deux ?

En aucun cas il ne faut manger pour deux. Autrement dit, pas plus, mais mieux.

Il est important de privilégier des aliments frais, riches en vitamines, des aliments pourvus d'acides gras essentiels : sardines, maquereaux, huiles de première pression à froid biologiques. Les besoins sont en effet augmentés par rapport à une femme non enceinte. De même pour le calcium (AJR de 1000 mg/j) et le magnésium (AJR de 350 à 500 mg/j) : il convient d'augmenter les apports sous forme d'algues, d'emmental, de sésame, d'amarante, de sardines à l'huile d'olive, d'amandes, de persil pour le calcium, de végétaux (algues marines, légumes verts, céréales complètes, oléagineux (noix, noisettes, amandes), de légumes secs (lentilles, pois cassés, haricots blancs) et de bananes pour le magnésium.

Que faut-il manger pendant la grossesse ?

❖ **Au petit-déjeuner** : des tartines de pain au petit épeautre (blé ancien identique à l'engrain que la majorité des personnes peuvent digérer) sur lesquelles ajouter des purées naturelles d'amandes, de noisettes ou de sésame riches en acides gras poly-insaturés et en protéines végétales.

En boisson, une infusion en hiver ou un jus de fruits fraîchement pressé en été.

❖ **Au déjeuner** : une crudité en entrée (salade verte ou carotte ou betterave rouge ou radis… avec des huiles de première pression à froid biologiques de noix ou d'olive), une protéine animale (viande blanche, ou agneau de qualité ou poisson) cuite à la vapeur accompagnée de pommes de terre vapeur (cuites avec leur peau) et de légumes cuits à la vapeur, suivis d'une part de fromage de chèvre ou de brebis biologique.

❖ **Au goûter** : si besoin, un ou deux fruits frais de saison.

❖ **Au dîner** pris tôt : un potage de légumes maison, une association de céréales (type millet, sarrasin ou riz) avec des légumineuses (lentilles corail, azukis) et une purée de fruits ou un fruit cuit au four en dessert.

La **variété des aliments** est une chose importante durant cette période de la grossesse. **Ainsi, moins les aliments sont transformés** (conservation, cuisson)**, meilleure sera leur assimilation.**

Faut-il supprimer totalement le tabac ?

Le tabac doit être considéré comme une drogue. Par simple inhalation, le tabac intoxique les non-fumeurs. Les enfants et futurs enfants sont des cibles encore plus à risque.
Un parent – a fortiori deux parents – fumeur ou même ancien fumeur qui conçoit un enfant le fragilise sur le plan pulmonaire et/ou sur le plan circulatoire. Cet enfant sera plus sensible aux méfaits du tabac.
Ce qui peut l'amener également vers une dépendance.

Faut-il supprimer totalement le vin et les alcools ?

L'alcool est dangereux à partir d'une certaine quantité qui varie d'une personne à l'autre. Dans la mesure où il crée une dépendance comme le tabac, c'est également une drogue.
Une femme enceinte devrait donc totalement éviter la prise d'alcool. De même, les deux parents en phase de conception.
Même si le vin rouge contient un certain nombre de constituants bénéfiques à la santé de l'adulte comme des flavonoïdes, antioxydants, il a toujours été prouvé que les mères qui consomment de l'alcool durant la grossesse donnent naissance à des enfants plus fragiles.
Une hérédité alcoolique suffit à expliquer des pathologies telles que : athérome, épilepsie, dépression, angoisse et surtout conduites de dépendance chez le futur enfant.

De même bières, cidres… sont à prohiber totalement durant la grossesse.

les envies des femmes enceintes...

Elles proviennent de carences ou de décharges hormonales subites. On peut les satisfaire si elles rentrent dans l'alimentation normale et naturelle.
La future mère doit éviter toute nervosité préjudiciable à l'équilibre du futur enfant.

Qu'introduire en complément ?

La grossesse est une période qui est à haut risque de carences. Tout particulièrement pour certaines vitamines B2, B6, B9, C, pour les minéraux (oligoéléments, calcium, magnésium, potassium, fer…) et pour les acides gras essentiels que l'organisme ne fabrique pas (famille des oméga-3 et de l'acide gamma-linolénique précurseurs de molécules fondamentales à l'élaboration des cellules du cerveau et de la rétine).

Enfin, si la mère ou/et le père sont des sujets allergiques, la prise de probiotiques afin de renforcer le futur système immunitaire du bébé est fondamentale.

Une confiance absolue dans les processus naturels, dans la sagesse de l'organisme, dans la coopération avec l'enfant qui va venir, dans la présence de la sage-femme qui sera là pour réconforter sont les clés d'un accouchement non traumatisant.

De nombreuses études ont rapporté **l'importance du magnésium pendant la grossesse** : il diminue les contractions et évite le risque d'accouchement prématuré. Le déficit en magnésium peut entraîner un sur-risque de mort subite du nourrisson.
De même pendant l'allaitement, les besoins sont plus élevés. On recommande 500 mg/j au lieu de 300-350 mg habituels. Le calcium prévient le risque d'hypertension artérielle, il est indispensable à l'élaboration des os et des futures dents de votre bébé.
En fin de grossesse, le bébé fixe 200 mg/j de calcium. Donc il faut consommer 1000 mg/j de calcium au lieu de 900 mg.

Comment gérer le stress au travail ?

L'aménagement du temps de travail ou du poste de travail n'est pas toujours possible.
Aussi dans le cas d'emploi pénible, bruyant ou soumis aux ondes électromagnétiques, convient-il de se protéger en renforçant tous les mécanismes d'élimination des produits liés au métabolisme du stress (par des plantes calmantes ou adaptogènes, par un sommeil suffisant, récupérateur et une vie affective remplie et épanouie).
Une future maman entourée de tendresse ne peut que mieux supporter cette phase plus fatigante de sa vie de femme active.

Penser à faire des petites pauses, avoir le moins possible recours aux produits dopants comme le café, le thé ou les colas qui masquent les signes de fatigue et conduisent tout droit au surmenage.
Savoir déléguer les travaux de la maison à la famille et se reposer.

Les médicaments et ma grossesse.

Il convient d'éviter tout médicament chimique pendant la grossesse.
Lorsque j'étais externe en médecine, dans le service de néonatologie où j'exerçais, j'ai réalisé une enquête auprès de mamans dont le bébé était hospitalisé en soins intensifs et auprès de mères qui avaient gardé leur bébé près d'elles. Il s'est avéré que les premières avaient consommé beaucoup plus de médicaments pendant leur grossesse que les secondes.

Même le paracétamol n'est pas anodin, il est métabolisé par le foie et peut entraîner des perturbations chez le futur bébé.
Seules l'homéopathie et la nutrithérapie naturelle à doses physiologiques sont compatibles avec la grossesse.
Demander toujours conseil à un spécialiste de ces deux domaines.

Les antibiotiques pendant la grossesse...

L'antibiothérapie est actuellement à la mode dans le cas des grossesses et des préparations à l'accouchement afin d'éviter les infections par le streptocoque.

Le principal problème est que cette prise d'antibiotiques stérilise complètement la flore vaginale et intestinale de la mère.
Or, l'enfant naît avec un intestin stérile sans germe. Il doit « fabriquer » sa flore intestinale à partir de l'inhalation de la flore vaginale de sa mère lors du passage par la filière génitale.
Dans le cas d'une antibiothérapie, surtout prolongée, cette flore vaginale n'existe plus et le bébé courra le risque de faire de l'eczéma ou de l'asthme plus tard. **Prenez des probiotiques qui vont ré-ensemencer la flore intestinale.**

LA NAISSANCE

> **CONSEIL D'EXPERT**
> *Une bonne préparation psychologique et physique permet de faire vivre au bébé et à la maman un accouchement le plus naturel possible.*

Accueillir son enfant, c'est le laisser « venir au monde », accepter qu'il soit une personne.
C'est partager l'acte de l'accouchement, se mettre à l'écoute de l'enfant dès sa conception.

Le mode d'accouchement a-t-il un impact sur l'enfant ?

Normalement, l'enfant prend les rênes, il déclenche l'accouchement en stimulant chez la mère la production d'hormones et de médiateurs qui vont mettre en route le travail.
Si l'accouchement est provoqué par des produits médicamenteux, l'enfant ne peut plus jouer ce rôle et subit passivement l'accouchement.

Par ailleurs, il faut se souvenir que l'intestin grêle du nouveau-né ne contient aucune bactérie bénéfique (flore intestinale) lui permettant de digérer ses aliments. La constitution de la flore intestinale dépend de ce moment particulier qu'est l'accouchement.
Au fur et à mesure du passage par les voies génitales naturelles, la colonisation de l'intestin se fait par inhalation de la flore vaginale et rectale de la mère et se finalise au cours de l'allaitement.
De ce fait, cela ne peut s'effectuer en cas de césarienne.

Les pays nordiques *pratiquent fréquemment les* ***naissances à domicile.*** *Grâce au suivi d'une sage-femme et à une préparation en douceur.*

Cette possibilité est plus compliquée dans notre pays, il s'agit souvent pour la future maman d'un véritable parcours du combattant. Il faut trouver la sage-femme qui assure l'accouchement à domicile, elles sont devenues malheureusement très rares.

VU AILLEURS

En Afrique*, la femme accède à un statut de reine quand l'enfant naît. Tout le monde s'affaire autour d'elle et prodigue mille soins pour le bien-être de l'enfant. Le baby blues souvent dû à une perte de repères et à un isolement brutal n'existe pas dans ces cultures. De la même manière, dans 80 % des cas, les femmes optent pour la position verticale lors de l'accouchement.*

Qu'est-ce que l'haptonomie ?

Selon les mots de son concepteur, le Néerlandais Frans Veldman, l'haptonomie est la « science des interactions et des relations affectives humaines ». Elle mise sur une présence dite affective et « confirmante » qui se manifeste par le toucher.

À compter d'environ quatre mois de grossesse, le bébé est assez développé pour percevoir un toucher affectif et y réagir : il vient, par exemple, se coller sur les mains du père ou de la mère et se laisse bercer à travers le ventre de sa maman.

Le toucher est le premier « langage » comme l'a démontré Ashley Montagu. Ces contacts haptonomiques, c'est-à-dire des touchers affectifs de qualité, confèrent au petit bébé un important sentiment de sécurité.

Ce sera pour le bébé le gage d'un plus grand équilibre émotionnel après sa naissance. Ces touchers peuvent continuer d'avoir lieu pendant l'accouchement, ils faciliteront la naissance du bébé et son adaptation à sa nouvelle vie extra-utérine.

Le saviez-vous ?

Avant la naissance, aucun germe n'est présent dans l'intestin du futur bébé. La flore intestinale se constitue au moment de l'accouchement par les voies naturelles.

À relire...

Françoise Dolto (1908 - 1988)

La parole qui fait vivre...

L'Image inconsciente du corps (1984)

Tout est langage (1994)

Les modes d'accouchement particuliers

La future maman est seule à même de savoir ce qu'elle désire.

La préparation dans l'eau

Une tentative de préparation en piscine est possible.
En cas d'inconfort ou de manque de confiance, il vaut mieux choisir un autre type de préparation.
Le problème me semble également parfois venir de la qualité des eaux de piscine (chlore ou antiseptiques pas toujours anodins).
Là, un compromis sera fait entre la richesse et la joie de se trouver en milieu porteur, ludique, englobant, parfois plus rassurant que le milieu aérien et les désavantages éventuels de l'environnement, quoique l'on puisse choisir des piscines sans chlore.

*__Une alternative est la maison des naissances__ qui est une structure médicalisée où sont pratiquées les naissances comme à la maison avec une sécurité plus grande. Dans le cas d'un déroulement normal de la naissance, la maman peut réintégrer le domicile familial très vite.
Là encore, il faut se renseigner quant à la présence de structures proches de chez vous.*

Césarienne

L'ensemble des publications démontrent actuellement un lien fort entre césarienne et pathologies, notamment allergies et asthme dans la prime enfance.
Le bébé né par voie haute n'est pas en contact avec la flore vaginale de sa mère et ne peut coloniser son intestin comme le fait un bébé né par voie basse. Aussi, lorsque le choix est possible, il est préférable de suivre le mouvement naturel et de laisser le bébé prendre la direction des opérations.
En effet, on sait que l'enfant déclenche sa naissance par tout un ensemble de sécrétions hormonales et de neuromédiateurs. C'est lui qui favorise la dilatation du col et permet un accouchement le plus physiologique possible.

La péridurale

Un anesthésique local est refroidissant et donc peut ralentir le métabolisme dans les zones injectées (digestion, motricité chez la mère, absence de ressenti de l'accouchement, passivité et risques de dérèglement ostéopathique...).
Les doses injectées aux mères agissent souvent sur l'enfant, relié encore au cordon. Les anesthésiques passent et agissent sur le diaphragme, en l'endormant, ce qui empêche l'expulsion complète des glaires bronchiques.

Les antibiotiques pour le bébé ?

En cas de risque d'infection ou de fièvre, sont souvent prescrits des antibiotiques au bébé dans les premiers jours de vie. Dans ce cas, il convient de penser à reformer la flore intestinale de ce bébé, flore déjà très rudimentaire à cette époque et qui sera totalement détruite par les molécules chimiques.

Il convient d'ensemencer alors l'intestin grêle et le côlon du bébé avec des souches de bactéries physiologiques type probiotiques, vivantes ou revivifiables en sachets, que l'on appliquera sur le mamelon en cas d'allaitement ou qui seront dilués dans le biberon pas trop chaud de lait maternisé, ceci pendant toute la durée des antibiotiques et au moins durant dix à quinze jours après la fin du traitement.

Supplémentation en vit.K

Elle est indispensable en cas d'accouchement traumatique et risque hémorragique chez l'enfant.

Par contre, la vitamine K, notamment la vitamine K2 est produite au niveau de l'intestin et du cæcum grâce à la flore intestinale.

Chez le bébé, cette flore intestinale est souvent insuffisante.

Il convient donc de pallier le manque uniquement si on a eu un accouchement difficile, une césarienne ou un non-allaitement maternel.

Il faut savoir que le jus de carotte apporte suffisamment de vitamine K dans les autres cas, jus pris par la maman qui allaite ou donné en petites quantités au bébé.

La chambre de l'enfant

Les objets proposés aux sens du bébé et de l'enfant doivent être réels. Choisir ce qui favorise le toucher et ne pas leurrer les sens du bébé et de l'enfant. Préférer des objets en bois brut, des tissus vrais naturels, des matières que l'enfant découvre dans la nature. **Les petits ont surtout besoin de la chaleur humaine, corporelle, des objets et des couleurs.** Comme à l'époque de nos grands-parents, une peau de mouton naturelle posée sur le matelas entre celui-ci et les draps permet de maintenir une chaleur uniforme pendant la nuit et les siestes.

L'ALLAITEMENT

CONSEIL D'EXPERT
Ne vous prenez pas la tête à l'avance avec ce qu'il faudra faire pour bien allaiter, votre enfant vous guidera.

Prolongement de la naissance, intimité unique, engagement du don de soi et promesse de partage, l'allaitement est un choix parfois difficile. Un choix qui n'appartient qu'à la mère.
et pourtant, qu'y a-t-il de plus naturel que l'allaitement maternel ?

Le lait maternel est essentiel pour l'enfant

Le nourrisson et le bébé tirent l'essentiel de leur énergie du glucose et donc de la transformation du lactose contenu dans le lait maternel.
Ce lait maternel contient également des protéines et surtout les acides aminés dits essentiels que l'enfant ne peut pas fabriquer.
Il contient également des lipides (graisses), sources d'énergie et de chaleur, mais surtout de nutriments pour son cerveau.

Le nourrisson présente une immaturité de certaines fonctions du foie, qui ne permet pas de transformer, comme le font les adultes, les composés lipidiques des huiles et des aliments en composés actifs.
Une famille de dérivés des graisses, les prostaglandines, ne sont pas synthétisables par le nourrisson. Or, elles sont indispensables au bon fonctionnement du cerveau et du système immunitaire.
Le lait maternel en contient un dérivé direct que ne contiennent pas les laits maternisés. **Au fur et à mesure de l'avancée de l'allaitement, le lait de la mère s'adapte aux besoins de l'enfant.**
De même que la maman oiseau prédigère les nutriments qu'elle collecte pour ses oisillons, **le lait maternel est en quelque sorte prédigéré.**

Par ailleurs, la taurine (un acide aminé important) est très concentrée dans le lait maternel des premiers jours, car le tout petit bébé ne peut la synthétiser, cela permet de favoriser l'évacuation du méconium lors des premiers jours et d'éviter l'ictère (jaunisse des bébés).

Lait maternisé ou lait maternel ?

❖ **La quantité de lactose du lait maternel est plus importante** que dans le lait de vache. Même si des progrès ont été réalisés dans la composition des laits maternisés, il s'agit toujours d'un pis-aller.
On sait également que les graisses se concentrent en fin de tétée et permettent ainsi une meilleure digestibilité.
❖ **Le colostrum durant les trois à cinq premiers jours** contient une très faible concentration en lactose et en graisse mais deux fois plus de protéines (IgA), indispensables à la santé intestinale et à la lutte contre les infections type gastro-entérites.
❖ La **teneur en lipides** du lait maternel est importante (40 g/l de lait) et varie tout au long de la journée, s'adaptant aux besoins de l'enfant.
❖ Enfin **la richesse en protéines** (enzymes, acides aminés, 9 à 12 g/l de lait), permet de couvrir les besoins en ces éléments nécessaires à l'élaboration des tissus de l'enfant...

Durant la lactation, la composition du lait maternel évolue (diminution des taux de protéines passant de 15 g/l à 12 g/l en six mois, des lipides de 49 à 43 g/l et augmentation du magnésium et du lactose 6 à 75 g/l). Ceci permet d'assurer une croissance harmonieuse et douce du système nerveux et immunitaire.

Le lait de la maman est unique

Rien ne peut remplacer ce breuvage car sa composition est unique : elle dépend de chaque bébé, autrement dit c'est le bébé qui conditionne la quantité des acides gras nécessaires à son cerveau et sa croissance, la quantité de lactose ou d'un autre sucre simple pour nourrir ses cellules. Ainsi, une maman qui a eu trois bébés aura trois compositions différentes de son lait. De plus, ce lait maternel contient des souches de bactéries bénéfiques qui vont prolonger la colonisation de la flore intestinale de l'enfant, flore qui n'est réellement mature qu'à l'âge de trois ans.

VU AILLEURS

*98 % des **femmes norvégiennes** allaitent leur bébé les 3 premiers mois et 48 % d'entre elles l'allaitent plus de 9 mois. **Au Canada**, en 1996, 34 % des bébés de 4 mois sont allaités exclusivement, 13 % sont allaités entre 6 et 9 mois, et 4 % sont toujours allaités à 1 an.*
En 2005, 62 % des mères françaises allaitaient à la sortie de la maternité. Moins d'un tiers des mamans continuent d'allaiter après un mois, 5 à 10 % des mamans continuent d'allaiter après 2 mois.

LE COLOSTRUM UN NECTAR

Indispensables pour la flore du côlon.
Cette composition particulière permet de stimuler la croissance des bactéries bénéfiques du côlon et d'éviter la prolifération d'une flore pathogène.

Aussi votre bébé sera-t-il protégé des infections grâce à ce nectar qui n'est quasi spécifique que chez l'espèce humaine.

Est-ce que l'allaitement protège l'enfant ?

Si la durée est supérieure à 4 mois, cela protège contre les infections virales digestives (gastro-entérites), les septicémies et les méningites, les bronchiolites, également contre l'eczéma et l'asthme.

La limite de la protection provient souvent de la pauvreté de certains laits maternels en lien avec des carences en nutriments ou en micronutriments de la mère. **Il convient en effet de privilégier une alimentation de la maman variée, riche en acides gras poly-insaturés.**
Si les apports en fer, en calcium, en magnésium, en vitamine C sont insuffisants, le lait maternel sera lui aussi plus pauvre et donc moins protecteur.
Si la maman mange des aliments traités, dénaturés, raffinés, il y aura non seulement carences mais aussi excès de substances étrangères, toxiques (métaux lourds, pesticides…).
Aussi convient-il de suivre une alimentation la plus naturelle (biologique) et équilibrée possible avec l'**usage de compléments en cas de carences.**

Répercussions sur le transit intestinal de mon bébé

La fréquence des selles chez un bébé nourri exclusivement au sein peut varier de dix selles par jour à une selle par semaine. De même la coloration, de jaune d'or à verdâtre sans que cela ne témoigne de quoi que ce soit de pathologique. C'est le bien-être de bébé qui compte.

Michel Odent

Gynécologue, obstétricien français, il a été à l'initiative des accouchements en piscine. Il s'intéresse aux impacts de la période qui s'étale de la conception à 3 ans, et à leurs répercutions sur la santé future de l'adulte. Il vit à Londres et a crée un site qui s'appelle primahealth (http://www.birthworks.org/site/) dans lequel sont présentés tous travaux et études en lien avec ce thème.

Combien de temps allaiter ?

Idéalement six mois exclusivement, puis un an en associant avec une alimentation complémentaire (allaitement mixte).
Même si vous ne pouvez que quelques jours, c'est toujours mieux que rien. Il est très simple d'essayer. Rien que pour le plaisir du contact corporel.
Il faut savoir qu'allaiter favorise un retour normal de l'utérus à la taille qui était la sienne avant la grossesse.

Comment gérer ma reprise au travail ?

Concernant la reprise du travail, certains employeurs permettent une prolongation des congés maternité ou la possibilité d'obtenir des horaires permettant l'allaitement.

Dans le cas contraire, vous pouvez tirer le lait deux fois/jour et continuer à donner ce lait au bébé par le biais de la crèche ou de la personne qui le garde.

L'allaitement a plus de difficulté à se maintenir, mais comme toujours le peu que vous donnerez sera toujours mieux que rien. On peut dans ce cas compléter avec des laits végétaux ou animaux. **Il s'agit d'un allaitement mixte.**

Et le père...

Le père est là pour venir en aide extérieurement à la mère et à l'enfant.
Il prend plaisir à protéger, à rassurer, à soigner la mère et l'enfant.
Il sera donc présent pour les deux (mère et bébé). Assister aux repas, choyer son épouse sera pour lui et pour le bébé gage d'équilibre et d'utilité. Câliner le bébé est un moment d'apprivoisement partagé.

Est-ce que je suis coupable si je ne l'allaite pas ?

Sans aller jusqu'à valider des théories comme celle récente d'Élisabeth Badinter qui voudrait que toute femme choisisse ce que bon lui semble et ne se voit pas imposée une démarche d'allaitement, une maman qui veut le mieux pour son enfant fera tout ce qu'elle peut pour le lui donner. L'allaitement en fait partie. Dans le cas d'une impossibilité ou d'une contre-indication d'ordre médical (rare), il faut là encore faire au mieux : en choisissant les meilleurs laits de substitution, en gardant bébé au corps à corps avec soi, retrouver cette pratique ancestrale des Indiennes et Africaines en massant bébé...
(voir la pratique des massages selon « Shantala »)

Comment manger pendant cette période ?

Une alimentation équilibrée comportant comme pendant la grossesse suffisamment de protéines de qualité (animales et végétales), des sucres type polysaccharides (fibres des fruits et des légumes), des céréales complètes biologiques, des légumineuses et des acides gras essentiels (sardines, anchois, maquereaux, huiles de première pression à froid biologiques).

Attention : parfois les choux et les crucifères, l'ail, l'oignon peuvent entraîner un goût modifié du lait et des coliques chez le nourrisson. Il faut en fait tester par petites quantités et varier les aliments.

Mais là encore, évitons tout dogmatisme en la matière, seule l'expérience individuelle compte. Donc à vous de sentir ce qui se passe entre bébé et vous.
Bien sûr, éviter tout alcool et tabac...

N'oubliez pas que bébé est une personne...

Tous ses sens ont besoin d'être stimulés, éveillés (la vue, l'ouïe, l'odorat, le toucher... et même le goût) grâce aux différentes saveurs des aliments qui passent dans le lait maternel, ou des différents laits végétaux ou animaux que la maman proposera à l'enfant.

La réussite d'un allaitement durable...

Elle repose sur la mise au sein la plus rapide possible. Même si les premiers essais ne sont pas couronnés de succès, il n'y a pas lieu de se décourager pour autant..

L'allaitement, est-ce une mode ?

Non, c'est la seule véritable nourriture d'un bébé jusqu'à l'âge de six mois de manière exclusive et deux ans de manière associée à une autre alimentation. **Les différentes études de l'OMS** démontrent le bien-fondé d'un allaitement prolongé sur l'immunité, la résistance aux infections digestives ou pulmonaires, la chaleur maternelle apportée par ce contact étroit entre la peau du bébé et le sein, la persistance de l'écoute des bruits du cœur maternel, que le fœtus percevait depuis si longtemps dans le ventre maternel, qu'il retrouve ici, et le calme.

Les 10 conditions de l'UNICEF
pour le succès de l'allaitement maternel :

Tous les établissements qui assurent des prestations de maternité et de soins aux nouveau-nés devraient :

1 - Adopter une politique d'allaitement maternel formulée par écrit et systématiquement portée à la connaissance de tous les personnels soignants.

2 - Donner à tous les personnels soignants les compétences nécessaires pour mettre en œuvre cette politique.

3 - Informer toutes les femmes enceintes des avantages de l'allaitement au sein et de sa pratique.

4 - Aider les mères à commencer d'allaiter leur enfant dans la demi-heure qui suit la naissance.

5 - Indiquer aux mères comment pratiquer l'allaitement au sein et comment entretenir la lactation même si elles se trouvent séparées de leur nourrisson.

6 - Ne donner aux nouveau-nés aucun aliment ni aucune boisson autre que le lait maternel, sauf indication médicale.

7 - Laisser l'enfant avec sa mère 24 heures par jour.

8 - Encourager l'allaitement au sein à la demande de l'enfant.

9 - Ne donner aux enfants nourris au sein aucune tétine artificielle ou sucette (Bisphénol...).

10 - Encourager la constitution d'associations de soutien à l'allaitement maternel et leur adresser les mères dès leur sortie d'hôpital ou de clinique.

Et la sexualité pendant l'allaitement...

Allaiter ne contre-indique pas la poursuite d'une sexualité épanouie pour la maman. L'équilibre émotionnel de la nouvelle mère et du père passe par le contact. Comme le peau à peau entre maman et bébé est fondamental, le contact charnel entre les deux parents est nécessaire.

L'allaitement après une césarienne

Le principal problème associé à une césarienne pour le démarrage de l'allaitement est le retard de la première tétée au sein.

L'outil essentiel, pour permettre une tétée efficace le plus tôt possible et donc pour prévenir les difficultés consécutives à une césarienne, c'est le contact peau à peau précoce et prolongé, qui présente d'immenses avantages aussi bien pour la mère que pour le bébé.

Pour la mère,

Le contact peau à peau est associé à un meilleur vécu de la naissance et de la rencontre avec son bébé, c'est le principal moyen de réparation émotionnelle quand les circonstances d'une naissance ont été perturbées.

En ce qui concerne le bébé lui-même,

Le peau à peau présente en effet des avantages physiologiques très concrets pour le nouveau-né. Il lui permet de maintenir au mieux sa température corporelle, la régularité de son rythme cardiaque et de son rythme respiratoire. L'allaitement lui permet aussi d'être colonisé par la flore bactérienne familiale (celle qui représente le moins de danger pour ses défenses immunitaires), d'être rassuré, paisible, de ne pas perdre de précieuses forces et des calories à pleurer, d'être stimulé, tonifié et d'être au mieux de ses capacités.

VU AILLEURS

Le peau à peau : en Inde, *F. Leboyer a rencontré Shantala, maman de deux enfants, recueillie par une association pour les plus démunis.*
C'est un matin, en assistant à une séance de massage qui l'a émerveillé, qu'il décide d'écrire son livre pour nous apprendre ce dialogue mère-enfant...

C'est dans ces conditions, optimales pour lui, que le nouveau-né peut déployer le maximum de ses compétences et mettre en œuvre activement le réflexe de fouissement qui lui permet d'atteindre le sein, de le prendre correctement et de téter efficacement.
Le nouveau-né, en tétant, assure désormais sa part de ce qui est nécessaire pour sa survie, il est un partenaire actif. C'est l'aboutissement de son activité autonome.

Les bénéfices du peau à peau ont besoin de temps pour apparaître, le bébé qui ne reste que quelques minutes sur le corps maternel (ou dont le contact est gêné par un linge) n'en profite pas autant que s'il peut être longuement blotti nu contre sa mère et que les câlins peuvent se renouveler sans restriction.

Les bébés à terme et en bonne santé ont généralement besoin d'environ une heure ou plus pour dérouler toutes les séquences de leur réflexe de fouissement. Ceux qui sont plus rapides sont plutôt l'exception que la norme. Ces bébés à terme, nés par voie basse, ont profité du processus de l'accouchement qui les a préparés à être dans un état exceptionnel d'éveil calme et actif.

À l'inverse, un bébé né par césarienne n'a pas bénéficié de cette préparation physiologique et dans ce cas, le peau à peau sans restriction est l'aide optimale que la mère peut lui offrir pour compenser les manques de cette naissance aux modalités particulières.

En cas de crevasse...

Appliquer sur les seins la pommade Castor Equi.
Cette pommade protectrice qui contient un composant homéopathique est utilisée dans le traitement local des crevasses. C'est une teinture-mère de « châtaigne de cheval ».

Les progrès des césariennes

Pendant longtemps, le retard de la première tétée au sein était principalement dû à l'utilisation d'une anesthésie générale et au temps nécessaire au réveil de la mère, à la crainte du passage des produits anesthésiants dans le lait maternel et de leur impact sur le nouveau-né, ainsi qu'aux routines de soins privilégiant la surveillance séparée du bébé, placé en couveuse.

L'obstétrique utilise maintenant couramment des médicaments anesthésiques, anti-infectieux, anti-inflammatoires et analgésiques compatibles avec l'allaitement maternel.

La plupart des césariennes se font maintenant plutôt sous analgésie péridurale que sous anesthésie générale.
Dans ce cas, la mère est consciente, elle n'est pas encore gênée par la douleur, elle est avide de rencontrer son bébé et de le garder contre elle dès la naissance.

Pour que la mère et le bébé puissent profiter du contact peau à peau, il suffit qu'ils soient installés de façon confortable et sûre.

Huile Weleda pour protéger les seins et stimuler la lactation...

Composée d'arnica, de bouleau, de calendula, d'huile essentielle de carvi, de lavande et de romarin. Appliquer après chaque tétée.

En cas de naissance prématurée...

C'est possible, une femme sur deux choisit de le faire, par le biais du tire-lait.

Près des trois quarts abandonneront avant le retour à domicile.

Au-delà du physiologique, ce peut être un acte symbolique, un rituel qui rapproche la maman du bébé absent.

Astuce :

Tirer le lait toutes les trois heures, plus vous tirez le lait fréquemment, plus vous en stimulez la production.

Les aliments favorisant l'allaitement...

Voici des petits trucs et astuces pour booster les montées de lait. Il y en a plusieurs :
Les tisanes, à préparer de la manière suivante, par un pharmacien ou herboriste :

En décoction :
Soit, 1/3 graines de cumin, 1/3 graines de fenouil, 1/3 badiane (anis étoilé)
Soit, 50 g galéga, 25 g cumin, 25 g houblon, 25 g ortie blanche, 25 g fenouil.
La dose est de 250 ml d'eau pour une cuillère à soupe du mélange de plantes.
Faire bouillir l'eau et mettre la dose. Laisser cuire cinq minutes au minimum à feu très très doux. Laisser refroidir, sucrer au rapadura et boire.

En infusion :
10 g semences d'angélique, 50 g anis vert, 30 g carvi, 40 g galéga, 20 g houblon, 20 g ortie blanche
Faire chauffer un litre d'eau, mettre une poignée de la préparation, couper le feu et laisser infuser cinq à dix minutes pas plus.
Boire un litre par jour pendant trois jours, 1/2 litre pendant encore trois jours. Si un engorgement se fait sentir, diminuer la quantité.

Alternative : La « *tisane pour allaitement* » Weleda

Les aliments à favoriser :
La bière sans alcool
Amandes, noix de cajou
Malt en poudre (ovomaltine par ex.)
Orge cuite, lentilles cuites
Le quinoa
Le fenouil
L'aneth

L'ALIMENTATION JUSQU'À SIX MOIS, À DÉFAUT D'ALLAITEMENT MATERNEL

Lorsque l'allaitement maternel est inenvisageable, il est possible et nécessaire de compenser et de donner au bébé les meilleures chances de grandir et de s'épanouir.

L'alimentation proprement dite débute douze heures après la naissance

Même si les laits maternisés actuels essayent le plus possible de s'approcher d'une composition voisine de celle du lait maternel, il n'en demeure pas moins vrai que les procédés physico-chimiques par lesquels sont passées les matières premières ayant servi de base à la fabrication de ces poudres altèrent totalement la dynamique vitale de tels produits (petit lait en poudre partiellement déminéralisé, huile de palme saturée, malto-dextrine, vitamines de synthèse).

Le lait maternel apporte des bactéries salutaires (probiotiques) qui vont permettre d'ensemencer le tube digestif du bébé, stimulant son système immunitaire, le protégeant des virus et prévenant les risques d'allergies. Dans le cas d'un allaitement artificiel ceci n'a pas lieu. **Il est donc indispensable de complémenter le bébé par des souches de probiotiques revivifiables que l'on va introduire dans chaque biberon.**

L'alimentation sans allaitement maternel.

À la naissance :

On peut donner au bébé du lait de vache cru Demeter* non homogénéisé coupé à moitié à l'eau minérale, en ajoutant de la crème d'avoine ou de la crème de riz, une bouillie de millet, ou une bouillie d'épeautre, Holle-Demeter. (Avant, on aura donné une petite infusion de fenouil, afin de nettoyer l'intestin du bébé.)

On commence à donner 5 fois 20 g pour augmenter ensuite quotidiennement de 5 à 10 g.

Au dixième jour, 5 fois 80 à 90 g.

Fin du premier mois, 5 fois 140 g.

À partir de 8 semaines, on coupe avec 1/3 d'eau au lieu de 1/2.

Dès 3 à 5 mois l'enfant boit 4 fois 200 g, sans dépasser 900 g.
Ces quantités correspondent à celles qu'un enfant boit normalement au sein maternel.

Trucs et astuces

Le poids de l'enfant divisé par 6
donne la quantité totale
(en grammes)
des biberons de la journée.
(5,4 kg >> 900 g)

* Cf. p. 198

À partir du 6e mois, on donne du lait entier non coupé, associé à de la bouillie aux trois céréales Holle-Demeter.

À partir de la 6e semaine, on donnera deux fois par semaine une cuillère à café de jus de carotte biologique, fraîchement préparé à l'extracteur de jus ou à la centrifugeuse.

À partir de 4 mois, on remplace le biberon de midi par de la purée maison de légumes Demeter (légumes racines : carottes, navets, betteraves rouges).

Ces légumes cuits lentement à la vapeur sont écrasés au moulin à légumes et additionnés d'un peu d'huile d'olive de qualité biologique non filtrée.

Que penser des laits en poudre vendus en pharmacie ou en supermarché...

Il est bien difficile de désigner du nom de lait ces poudres que l'on fait dissoudre dans l'eau.
Le lait animal de départ soumis à la dessiccation a perdu son eau, qui stimulait les forces de vie du bébé. C'est pour cela que lorsque c'est possible, le lait frais, vivant, sorti du pis de la vache, de la chèvre ou de la brebis est de beaucoup préférable, coupé avec de l'eau minérale et enrichi par des céréales de qualité.

♥♥♥♥

Qu'est-ce qu'un aliment vivant ?

« J'ai les goûts les plus simples du monde,
je me contente du meilleur »
Oscar Wilde

« On appelle aliments vivants les aliments qui favorisent la vie en respectant les besoins du corps humain, c'est-à-dire les aliments qui fournissent une quantité suffisante de nutriments facilement assimilables par l'être humain.

L'alimentation vivante désigne tout simplement un mode d'alimentation qui favorise très largement les aliments comportant un fort taux de nutriments nécessaires au corps humain.
Pour comporter un fort taux de nutriments ces aliments doivent par définition être ***naturels, non transformés, ne comportant pas d'additif chimique, et facilement assimilables par l'être humain*** *».*
Source : www.alimentationvivante.org

Quelques pionniers de « l'alimentation vive »
Pol Grégoire
David Servan-Schreiber
Raymond Dextreit
Alain Passard...

CHAPITRE 2

LES DIFFÉRENTES CATÉGORIES D'ALIMENTS NÉCESSAIRES À LA CROISSANCE DE L'ENFANT ET DE L'ADOLESCENT

Alimenter un enfant, un adolescent, c'est lui permettre de nourrir ses tissus, ses cellules, c'est lui apporter tous les éléments essentiels et, surtout, la qualité vivante de nos aliments pour stimuler la vie qui, à ces âges, doit être la préoccupation majeure d'une mère ou d'un père qui prendra soin de sa progéniture.

DE 6 MOIS À 2 ANS

CONSEIL D'EXPERT

Ce qui va vous guider dans la progression de la diversification de l'alimentation de votre nourrisson sera le degré de maturité de son appareil digestif. À commencer par la dentition, un bébé qui a déjà quelques dents pourra « déconstruire » et digérer. C'est une question de simple bon sens !

En dépit des recommandations diététiques classiques basées essentiellement sur des considérations caloriques ou mathématiques, la diversification a fait l'objet de nombreuses expérimentations.

Depuis les petits pots de viande que l'on a préconisés dans les années 1970 dès l'âge de 2-3 mois, jusqu'aux schémas actuels qui envisagent une diversification plus progressive, il convient de ne pas perdre de vue qu'avant l'âge de 3 ans révolus, la muqueuse intestinale, notamment de l'intestin grêle est encore immature.

Donc, centrer l'alimentation sur le questionnement clé :
Ce que je donne à mon jeune enfant sera-t-il absorbé ?
Le système digestif pourra-t-il vaincre le caractère étranger de l'aliment ?
Ces aliments vont-ils apporter de la vie à l'organisme ?

Après six mois d'allaitement maternel exclusif :

On commence à remplacer la tétée de midi par une purée maison de légumes Demeter* (légumes racines : carottes, navets, betteraves rouges). Ces légumes cuits lentement à la vapeur sont écrasés au moulin à légumes et additionnés d'un peu d'huile d'olive de qualité biologique non filtrée.

Progressivement, on introduit des légumes autres que racines, puis les pommes de terre.

On peut également introduire les compotes de fruits, de préférence faites maison avec de bons fruits biologiques, cuits lentement dans des casseroles qui respectent le degré calorique <100°C et passés au moulin à légumes.

Ensuite les céréales sont introduites :

L'avoine contient beaucoup de graisses de qualité, elle est sédative.

L'orge, en plus des protéines, contient de la silice, utile au tissu conjonctif et à la formation du système nerveux, légèrement constipante.

Le sarrasin et le millet seront incorporés dans les purées de légumes.

Puis viendront vers 9 mois :

La viande de veau de qualité biologique, le poulet de qualité, la dinde.

Enfin vers 11/12 mois :

On pourra introduire les poissons, et plus tardivement les œufs.

Ainsi, nous éviterons la sensibilisation et le risque d'allergies alimentaires.

***Les légumes racines, le cerveau* et le système nerveux...**

Les racines (carottes, navets, betteraves rouges, céleris...) sont riches en minéraux et de ce fait apportent des éléments essentiels à la croissance du système nerveux, nécessitant davantage de forces pour les assimiler.

La fonction appelle l'organe...

Pour des dents solides, à partir de 5 mois, le bébé sera heureux de mordiller une croûte de pain dur, une carotte, ou une grosse asperge nettoyée.

Le bébé veut manger seul...

Aidé toujours par la même personne (la maman), sans rire, sans se fâcher, ni faire preuve d'autorité, mais dans le calme, on évitera ainsi l'idée de jeu avec la nourriture. L'enfant pourra ainsi manger lentement et par petites bouchées.

Manger en conscience.

* Cf. p. 198

AUTRES REGARDS
L'anthroposophie, une autre lecture du monde...

Fondée par Rudolf Steiner (1861-1925), elle repose sur une conscience de la place de l'homme dans l'univers.

« L'interprétation correcte du mot " anthroposophie " n'est pas " sagesse de l'homme ", mais " conscience de son humanité ", c'est-à-dire éduquer sa volonté, cultiver la connaissance, vivre le destin de son temps... »
Rudolf Steiner. Conférence du 13 février 1923 à Stuttgart.

La socialisation d'un enfant se fait naturellement par les différents contacts normaux que la vie de ses parents occasionne.

C'est le climat d'inquiétude ou les tensions qui empêchent l'épanouissement correct de l'enfant. Manger dans le calme, en prenant le temps de savourer, découvrir, échanger.

Nommer les plats, commenter les goûts et les saveurs, ne pas forcer l'enfant.

❤❤❤
Conseils...

On évitera certains aliments ou modes de cuisson entre 1 et 3 ans :
Les fritures,
Les pâtisseries et les confiseries en excès,
Les plats en sauce, les boissons sucrées, excitantes.
Par contre, il est important de conseiller la diversité des légumes pour ouvrir le goût de l'enfant.

La diversification peut se faire très simplement aux environs de 6 mois.

Le bébé assistant au repas familial s'intéresse de plus en plus à la nourriture, découvre la sensorialité de l'aliment, met la main dans le plat pour se servir. Il est prêt pour déguster les aliments solides.

Sans le forcer, il s'agit de le guider vers son autonomie alimentaire et la découverte de toutes les saveurs, les odeurs et les textures nouvelles, qui vont structurer ses rapports à la nourriture et ses futurs goûts d'adulte.

À ce stade, les aliments solides complètent mais ne remplacent pas encore totalement l'allaitement.

Il est conseillé de ne pas remplacer une tétée par un repas, mais de garder un allaitement à la demande (dans ce cas, le nombre de tétées, loin de diminuer au fil des mois, peut rester constant tout au long de la première année), proposer d'abord le sein et ensuite les solides.

Tous les tableaux alimentaires que l'on trouve dans les manuels de puériculture n'ont pas grande utilité.

On introduira tranquillement les aliments nouveaux progressivement. Il faut savoir qu'un bébé allaité digère mieux et plus tôt les aliments solides qu'un enfant nourri au lait industriel, car le lait maternel contient des enzymes qui l'aident à digérer les lipides, les protéines et les glucides.

Peu à peu, les solides prendront le pas sur le lait.

Les petits pots industriels

Il est préférable de les éviter le plus possible en raison de leur coût et du côté non-vivant de la conserve.

Préparer une purée maison, avec des aliments séparés, non mixés, de manière à isoler les différentes saveurs et textures.

La progression mixé, écrasé, puis morceaux permettra la découverte de la nourriture et sa richesse gustative.

LES LAITAGES ET FROMAGES

CONSEIL
Trouver chez les producteurs des laitages frais, crus, non homogénéisés, non pasteurisés, seuls digestes. Pour les trouver, il faut les demander…

Alors qu'on recommande aux enfants et adolescents de consommer trois produits laitiers par jour, alors que l'industrie laitière modifie les modes traditionnels de transformation des laits animaux et que régulièrement reviennent sur le devant de l'actualité les risques d'intoxication microbienne par listériose...
Que faut-il vraiment savoir ? Et à qui se fier ?

Les sites officiels de l'industrie laitière ont leur version, les médecins et les diététiciens, une autre... Qui dit vrai ? Comment s'y retrouver ?

Seule la vision métabolique et digestive du devenir de ces laitages dans l'organisme permettra une réponse factuelle et la sélection de produits non seulement utiles, mais surtout dignes d'être consommés aujourd'hui.

Le lait est un produit complet apportant des glucides, des protides et des lipides. *(90 % d'eau, 35 à 38 g de lipides par litre, 35 g de protéines, des vit. A et B et des minéraux).*

La qualité du lait, de vache, de brebis ou de chèvre dépend en grande partie du mode d'élevage et d'alimentation des animaux et du traitement du lait. Les laits ont considérablement évolué et ne présentent plus les qualités d'origine.

Ils ont été homogénéisés, pasteurisés, soumis à l'UHT.

Les traitements du lait

❖ *L'homogénéisation*

vise à scinder en fines gouttelettes les molécules de graisse contenues dans le lait, cela est commode pour le distributeur (allongement de la date limite d'utilisation, produit non oxydable et conservable pendant de longs mois), mais ce n'est pas sans inconvénient pour le consommateur : le lait ainsi traité, privé de ses globules de graisses, ne peut maintenir un effet caillé dans l'estomac. Ceci diminue le temps de digestion et de contact avec la pepsine gastrique (20 minutes au lieu de 3 heures).

En conséquence, **les protéines contenues dans le lait sont insuffisamment digérées, déclenchant un vrai risque d'allergies aux protéines du lait.**

❖ *La pasteurisation*

consiste à chauffer pendant 15 secondes à 72°C, puis refroidissement à 4°C, ce qui modifie la structure des molécules et diminue la digestibilité. (Voir encadré FAO dans le chapitre fromages.)

La pasteurisation détruit les enzymes digestifs naturellement contenus dans le lait.

❖ *L'UHT (Ultra Haute Température)*

consiste à chauffer le lait à 150°C pendant 2 à 5 secondes, puis, le refroidir à 83°C. Ce procédé tue tous les micro-organismes par stérilisation mais inactive la plupart des enzymes présents dans le lait.

❖ *Le lait cru*

peut être homogénéisé ou microfiltré, et dans ces cas-là, il est souvent indigeste.

La polémique *fuse entre les opposants au lait : cf. le livre* « Le Lait une sacrée vacherie » *(Dr Leberre), Jean Seignalet… et ses partisans (Pr Vidailhet, C. Kousmine) pour ne citer que les principaux…*

Que penser ? *De tout temps, les peuples ont eu recours au lait des animaux et l'ont transformé en fromages, lait fermenté…*

Y aurait-il méprise ? *Seule une vision basée sur la transformation par les processus de digestion permettra de donner une réponse claire, non subjective.*

Le lait contient-il du sucre, du sel ?

Le lait ne contient pas de sel ni de sucre au sens habituel du terme (saccharose). Mais la plupart du temps, les produits laitiers utilisés pour l'alimentation des enfants sont sucrés (crème dessert, yaourts…).
Or le saccharose est un sucre qui surcharge l'intestin des jeunes enfants. Il doit être métabolisé en glucose nécessaire au fonctionnement des cellules et des neurones. Ce phénomène de transformation peut être insuffisant chez certains enfants et aboutit à des réactions allergiques.
On a d'ailleurs démontré l'effet toxique de la forte consommation de produits laitiers sucrés sur le syndrome des enfants hyperactifs.

Qu'est-ce que le lactose ?

Le lactose est un sucre double non digeste en l'état.
Il doit être scindé en deux par une activité enzymatique de l'intestin pour être absorbé dans le sang. Cette activité ne fonctionne totalement que si l'individu possède suffisamment de vitamine B2 et de magnésium.
Une fois scindée, la première partie (glucose) est directement utilisable par les cellules alors que la seconde (galactose) doit être à nouveau transformée au niveau du foie en glucose.
Car seul le glucose est utilisable par les cellules.
En grandissant, cette activité enzymatique peut disparaître ou s'amenuiser, ce qui entraîne les symptômes d'une intolérance au lactose.
Le lactose non transformé dans le côlon attire de l'eau et une prolifération de bactéries, ce qui va créer des flatulences, des ballonnements, des crampes, de la diarrhée.
Certains fromages comme la mozzarella contiennent une faible quantité de lactose et seront plus digestes dans ce cas-là.
Autrement dit, en cas d'intolérance au lactose, il est parfois possible de continuer à consommer certains produits laitiers en fonction de leur teneur en lactose. Là encore, il faut tester. Ces pepsines étant insuffisantes, elles ne peuvent déconstruire les grosses molécules protéiques et favorisent le passage de morceaux de protéines à travers une porosité intestinale anormalement élevée.

Donc, on peut développer une allergie au lait ?

Oui, cela est fréquent et se produit par réaction immunologique vis-à-vis des protéines du lait de vache ou animales.

L'allergie au lait de vache touche en moyenne 2 à 3 % des enfants.

Les symptômes sont multiples : diarrhée aiguë, colique, vomissements, acidose, déshydratation, perte de poids...
En effet l'insuffisance de transformation lors des processus de digestion des protéines du lait par les pepsines gastriques favorise cette allergie. **L'excès de perméabilité de la muqueuse intestinale** favorise le passage des molécules protéiques non totalement digérées, qui vont stimuler le système immunitaire dans le sens d'une allergie.

Que faire en cas d'allergie au lait ?

Une fois assuré que votre enfant présente bien une allergie au lait de vache, il convient de supprimer le lait de vache.
On va tester la possibilité d'utiliser un lait prédigéré, c'est-à-dire un lait cru qui a subi l'action d'une enzyme qui le digère comme la pepsine.
Cette pepsine est naturellement présente dans la présure utilisée pour la confection des vrais fromages blancs ou faisselles. Ce produit est totalement distinct des yaourts ou des produits industriels qui utilisent des ferments lactiques qui, eux ne digèrent pas les protéines.
Ces protéines non digérées sont totalement allergisantes dans ce cas.
Parallèlement à cela, on rétablira une perméabilité intestinale normale en utilisant des probiotiques et de la glutamine (un acide aminé trouvé dans certains compléments alimentaires spécialisés).

La caséine du lait de vache

⚠ Elle est souvent agressive pour le système digestif de l'homme.
La bêta globuline peut être à l'origine de réactions auto-immunes (créant par exemple des lésions sur le pancréas) et a été tenue en partie responsable du diabète juvénile, de certaines allergies, de colites, de constipation, de diarrhée, d'eczémas, d'asthme, de troubles ORL, de troubles du sommeil et d'irritabilité du bébé.

Laboratoire De Bardo : l'alternative végétale

*C'est le seul laboratoire à proposer une **alternative végétale** avec une certification biologique et une inscription au Vidal.*

À l'issue de 12 années d'expérimentation, Ludmilla de Bardo a su élaborer une alimentation d'origine végétale à consommer dès le premier âge.

***Sans lactose, sans gluten, sans sucre ajouté**, cette alimentation est riche en bons acides gras et parfaitement équilibrée en tous les nutriments essentiels que l'on retrouve normalement dans le lait maternel.*

Que penser des laits crus, pasteurisés, stérilisés, allégés, enrichis et sans lactose ?

❖ **Le lait cru est vendu en général homogénéisé ou microfiltré**, ce qui comme vu précédemment le rend difficilement digeste – il ne caille plus dans l'estomac et crée des produits (polypeptides) qui irritent la muqueuse de l'intestin grêle ainsi que des allergies aux protéines du lait de vache.
Normalement le lait devrait être consommé fraîchement trait, sortant du pis de la vache, de la chèvre, de la brebis... comme l'enfant boit le lait maternel directement au mamelon. Toute modification (ultrafiltration, UHT, pasteurisation, stérilisation) modifie les aspects de la composition du lait, notamment ses acides gras, et peut le rendre indigeste.

C'est en demandant auprès des producteurs, des distributeurs de superbes produits de qualité, que nous pourrons les déguster au quotidien. En acceptant des produits de qualité médiocre, on ne permet pas de stimuler le développement de la qualité.

Donc, soyons exigeants.

❖ **Ensuite certains laits sont enrichis en calcium ou allégés** en matières grasses, ils ont malheureusement subi eux aussi des modifications qui en empêchent la digestibilité totale.

❖ **Le lait sans lactose** permet de rendre tolérable un produit étiqueté « lait » mais qui, en fait, n'en contient plus tout à fait les mêmes propriétés.
En d'autres termes, il me semble difficile de justifier toutes ces pratiques et je trouve plus volontiers utile et véritablement nourrissant **le lait cru non homogénéisé, non modifié, non chauffé.**

Le lait est pour l'enfant un aliment porteur de vie, s'il est consommé frais, cru et non homogénéisé.
Mais encore une fois, rien ne peut remplacer chez le petit le lait maternel. Il convient de complémenter le lait de vache, chèvre, brebis et a fortiori les laits végétaux avec des huiles de poisson et de bourrache, afin de combler les carences en acides gras essentiels.
Des gammes de laits végétaux biologiques sont disponibles en pharmacie ou maisons de régime.

Laits d'origine végétale ou animale ?

Comme nous l'avons déjà dit, rien ne peut remplacer chez le bébé le lait maternel. Mais il convient de tester chez le bébé et l'enfant plus grand les différents laits : vache cru, non homogénéisé biologique ou mieux biodynamique, lait de chèvre, de brebis ou de jument.

Les laits végétaux de châtaigne, de riz, d'amande, de noisette seront de préférence biologiques et complémentés avec une capsule d'huile de bourrache et de poisson (sardine, anchois) afin de couvrir les besoins en acides gras essentiels nécessaires à la croissance du cerveau.

Le mieux est de varier en alternant les différents laits.
Il convient d'éviter les laits de soja au quotidien chez les jeunes enfants.

Un conseil essentiel

Lisez toujours les étiquettes des laits maternisés que vous achetez, même en pharmacie.

Regardez dans les ingrédients, vérifiez la présence d'huile végétale non pressée à froid. **Évitez les huiles de palme, de palmiste, de colza, de tournesol**, qui ne sont jamais assimilées ni transformées chez les bébés par déficit de l'activité de la delta 6 désaturase. Attention également aux émulsifiants, aux antioxydants non naturels ajoutés.

Il convient de privilégier des marques naturelles et biologiques.

Le soja et les phytœstrogènes...

Toutes les légumineuses (soja, lentilles, pois chiches, haricots secs...) contiennent des phytœstrogènes qui sont mille fois moins stimulants que les œstrogènes naturels.

Donc pas de risque chez l'enfant si on reste dans des consommations raisonnables et épisodiques.

yaourts : 1 par semaine
légumineuses : 2 par semaine

Que penser des yaourts enrichis au bifidus ou bulgares ?

Le problème de ces yaourts est l'utilisation pour leur confection de souches de ferments lactiques qui vont modifier notre flore intestinale (le bifidus accélère le transit intestinal de manière artificielle).

❖ **Les yaourts industriels (ex. : au goût bulgare…)**

Ils sont réalisés à partir de lait homogénéisé, qui se conserve longtemps et de ferments lactiques ou de levures qui favorisent une prise rapide. Dans certains cas, de plus en plus nombreux, sont ajoutés des dérivés, algue ou autre, 3 % de poudre de lait écrémé ou de résidus séchés de la fabrication des fromages pour modifier la consistance et surtout éviter le risque de séparation du lactosérum, qui fait apparaître une couche de liquide à la surface du yaourt et un décollement de la paroi du pot.

❖ **De tels produits ne sont plus à visée santé.**

Ils ne viennent plus renforcer la flore intestinale, sont souvent riches en protéines de lait non digestes, voire en levures ou souches de bacilles qui sont très loin de celles que l'on avait l'habitude de rencontrer dans notre intestin. Aussi le risque de leur consommation quotidienne est-il de créer petit à petit ou d'aggraver un syndrome d'hyperperméabilité de l'intestin grêle, ce qui se traduira par des malabsorptions des nutriments et minéraux, vitamines, et fera le lit de maladies de civilisation.

❖ **Certains yaourts sont enrichis en bifidus,** ce qui permet de diminuer la constipation, en créant une sorte de « maladie » qui favorise la diarrhée.

❖ **D'autres yaourts sont enrichis en calcium**, vit. D, probiotiques, phytostérols. Ils ne sont pas naturellement riches en ces éléments, mais l'industriel a ajouté des minéraux, du calcium issu de la chimie, de la vitamine D de synthèse, des probiotiques (souches de bactéries mortes qui ne feront qu'un effet passager) et des phytostérols (cholestérol végétal) à visée anticholestérol.

Conseil d'expert

Aussi me semble-t-il plus logique de consommer, à la place des yaourts industriels enrichis, ces mêmes minéraux, vitamines, probiotiques seuls, en gélules, comme compléments alimentaires, et de faire ses yaourts soi-même.

Pour vos adolescents et toute la famille

Fabriquez vos yaourts maison avec du lait cru...

Pour 4 personnes :

1 litre de lait cru, bio de préférence (brebis, chèvre ou vache), dans lequel on ajoute deux germes (achetables en pharmacie) : lactobacille bulgaricus et streptococcus thermophyllus, ou des probiotiques sans levure (Ergyphilus +) qui sont des souches très proches des lactobacilles intestinaux.

Un temps d'incubation à température ambiante ou à 37°C permet la prise du lait (utilisation d'une yaourtière).

Ainsi vous avez un yaourt digeste et non allergisant, non sucré, non édulcoré, qui respecte la flore intestinale.

Utiliser un yaourt précédent pour confectionner les suivants.

Les yaourts allégés en sucre (aspartame) ou en graisse

Ces produits sont réalisés avec des laits allégés 0 % de MG et donc le plus souvent enrichis de composés épaississants, d'antioxydants, d'acidifiants et de conservateurs de la même manière que nous le rencontrons pour les compotes de fruits. Beaucoup de yaourts et dérivés sont très sucrés au saccharose, dans le cas des yaourts allégés en sucre, on retrouve l'usage des édulcorants (aspartame, acésulfame de potassium) qui sont des leurres non dénués d'effets métaboliques.

Aucun intérêt pour l'enfant, ni pour le porte-monnaie de la maman...

Huit Français sur dix font souvent la cuisine à la maison...

Mais seulement 6 % préparent leurs yaourts eux-mêmes. Les marques misent sur le développement des ventes de yaourtières...

Le lait se cache aussi dans certains produits...

Savez-vous que l'on en trouve dans les lasagnes, les saucissons à base de porc ou certains sandwichs au saumon fumé ?

*L'industrie utilise les **protéines du lait** pour enrichir le profil nutritionnel d'une denrée un peu faible ou de qualité moyenne.*

*On trouve aussi du **lactosérum** dans certains distillats d'alcool, de vin et de cidre.*

***Les caséinates** ont des propriétés émulsifiantes et améliorent les textures des charcuteries, viandes et plats préparés.*

La crème fraîche

La crème fraîche est une crème blanche, épaisse et légèrement acidifiée par culture bactérienne.

Elle est obtenue en injectant des cultures de lactobacilles dans de la crème légère non pasteurisée et en laissant ces dernières se développer jusqu'à ce que la crème soit aigre et épaisse. La crème est ensuite pasteurisée pour mettre fin au processus.

C'est pourquoi elle ne peut pas être faite chez soi, à partir de crème pasteurisée. La crème fraîche existe également sous une forme plus liquide, que l'on appelle parfois crème fleurette.

Cette substance, vu sa fabrication, ne devrait pas être utilisée dans l'alimentation de l'enfant. En effet, les lactobacilles et la pasteurisation ne permettent pas une digestibilité totale.

L'association des fromages et des viandes est-elle bonne pour le corps ?

Il semble préférable de ne pas associer au cours du même repas laitages et protéines type viande, œuf ou poisson, en raison de la différence de vitesse de digestibilité de ces deux types de protéines. La règle la plus simple est de donner une portion de fromage quotidienne de qualité au petit-déjeuner ou à midi et de ne pas en consommer le soir. **La viande cuite associée à des fromages crus est moins bien digérée, car le temps de digestion entre le cru et le cuit est différent.**

Par contre, associer deux aliments cuits est possible chez certaines personnes. Il faut tester individuellement ces associations en commençant par consommer un type de protéines à chaque repas et en rajoutant, par exemple le midi, du fromage cuit. Dans ce cas, on évitera de terminer le repas par un fruit frais cru qui risque de bloquer le processus de digestion des protéines cuites.

Qu'est-ce qui fait la qualité d'un fromage blanc ?

Il faut distinguer le fromage blanc du caillé.

❖ **Un fromage blanc** doit comporter :

Du lait entier et de la présure (et rien d'autre).

La présure, c'est le contenu de la panse de la vache qui renferme de la pepsine permettant de prédigérer les protéines du lait et un peu d'acide chlorhydrique. Aussi un fromage blanc ou faisselle est un aliment complet digeste pour l'enfant car il est prédigéré.

❖ **À l'inverse, un simple caillé (lait + citron ou vinaigre)** ne permet pas cette prédigestion et peut être moins digeste pour certains enfants. Seul le lait cru non homogénéisé peut au contact de la présure cailler et produire ce fromage blanc.

Actuellement, l'industrie laitière a produit beaucoup de « fromages blancs ou faisselles » avec des laits homogénéisés, des ferments lactiques (autrement dit, ce sont en fait des produits plus proches des yaourts) et des conservateurs, ils n'ont pas la même tolérance au niveau de l'intestin car les protéines ne sont pas prédigérées.

Le lait est un aliment très nutritif à condition qu'il soit produit et utilisé correctement :

❖ **Nourriture de l'animal**

Vache, brebis, chèvre nourries exclusivement à l'herbe l'été et au foin l'hiver.

❖ **Transformation et filière d'approvisionnement**

Lait tiré directement des mammelles de l'animal et utilisé non homogénéisé, non microfiltré, non pasteurisé, non UHT, autrement dit cru entier sans manipulation. Ce breuvage se conserve 24 à 48 heures et après il « tourne ». C'est pour cela que les laits crus sont transformés sur place, à la ferme ou à la maison en produits qui pourront se conserver.

Les bons produits transformés : beurre cru (se conserve une petite semaine, plus longtemps si salé), crème, fromage blanc à la présure, yaourt maison, crème aux œufs…

Si l'on respecte ces recommandations, le lait reste digeste et permet de se faire de délicieux plaisirs.

Où trouver du bon lait ?

Au quotidien, cela veut dire de connaître soit une ferme qui livre son lait quotidiennement comme autrefois, ***ou vous le vend cru non homogénéisé sur les marchés.***

Soit un distributeur qui soit conscient de l'intérêt du lait cru frais (ce qui est très rare).

La majorité des laits sont microfiltrés, notamment ceux vendus en maison diététique et sont donc peu digestes.

Là, plus qu'ailleurs, le label AB ne suffit pas…

Les données scientifiques de la FAO
(Food and Agriculture Organization)

La digestibilité des produits laitiers

❖ **Concernant les protéines :**

Lors de la fabrication des fromages, c'est essentiellement la caséine (la plus grosse des protéines) qui constitue le fromage, tandis que les petites protéines solubles, de bonne qualité nutritionnelle, restent dans le petit lait (ou lactosérum), mais en termes métaboliques, on peut assimiler la maturation du fromage à une digestion partielle intestinale avant la lettre (protéolyse) au cours de laquelle la digestibilité des protéines est accrue.

Autrement dit, l'utilisation par l'organisme des protéines des fromages est meilleure que celle du lait.

❖ **Concernant les graisses :**

Le fromage contient des lipases (enzymes) d'origine microbienne, provenant de la maturation en cave des fromages.

La pasteurisation du lait détruit complètement les lipases endogènes, contenues naturellement dans le lait.

Il est donc clair que les fromages au lait cru sont beaucoup plus digestes que les fromages industriels pasteurisés.

❖ **Concernant les glucides :**

Les fromages affinés en cave ne contiennent généralement pas de glucides, donc peu de lactose, alors que les fromages frais, peu égouttés et fermentés, ou les fromages fondus, en contiennent des quantités appréciables.

En cas de déficience en lactose, ces fromages affinés en cave sont plus digestes.

❖ **Concernant les minéraux :**
Le calcium et le phosphore se retrouvent en quantités supérieures à celles du lait. Le lait présuré (fromages blancs au lait cru de la ferme) donne un fromage plus riche en calcium que le lait acidifié (les caillés ou fromages blancs industriels).

❖ **Concernant les oligoéléments :**
Le mode de fabrication en conditionne la présence ou l'absence.
Ils sont plus concentrés dans le cas des fabrications en chaudron traditionnel en cuivre (encore présents dans de rares fruitières) que dans les cuves d'acier inoxydable de l'industrie laitière.

❖ **Concernant les vitamines :**
85 % de la vit. A du lait passe dans le fromage, par contre 90 % des vit. B peuvent disparaître lors de la fabrication du fromage.
La durée de l'affinage en cave, la présence de moisissures, de bactéries (propionibacterium dans l'Edam), permettent de doubler la valeur en vit. B12.

❖ **Concernant les nitrites :**
La réglementation autorise lors de la fabrication industrielle une addition maximale de 20 g de nitrates pour empêcher le développement de certaines bactéries. Ces nitrates sont transformés en nitrites lors de la fabrication. Ces nitrites sont toxiques pour l'être humain (cancérigènes). Par contre, si l'affinage est correct, ces nitrites sont eux-même détruits lors de la maturation du fromage.

❖ **Concernant la valeur nutritionnelle du fromage blanc :**
Le lait destiné à la production du fromage blanc subit de nos jours un chauffage intensif (10 min à 95°C), ce qui entraîne un précipité des protéines solubles avec la caséine, très acidifiant et de ce fait plus allergisant.

Un fromage au lait cru non homogénéisé n'a aucun de ces inconvénients.

Les différents types de fromages

❖ **Concernant les fromages fermiers :**

Ils sont produits avec le lait de la ferme dans laquelle on les achète. Ce sont des fromages traditionnels fabriqués de manière artisanale. Ils sont au lait cru. Sont reliés au terroir dans lequel ils sont produits.

❖ **Concernant les fromages artisanaux :**

Ces fromages sont faits à partir d'une collecte de lait de plusieurs fermes situées dans un secteur géographique restreint.

Ceci permet d'élaborer des fromages, du beurre, de la crème ou des produits frais dans de bonnes conditions d'hygiène et de coût tout en maintenant au produit un caractère unique et original. Ce sont des produits du terroir (ex. : Reflets de France).

❖ **Concernant les fromages industriels :**

Provenant de lait de « grand mélange » par des laiteries industrielles qui collectent des milliers voire des millions de litres de lait par jour auprès de nombreux producteurs. Ce sont des laits standardisés en termes de matières grasses, de protéines. Ils sont très souvent pasteurisés.

Cette technique de collecte et de transformation crée des produits uniformes sans beaucoup de saveurs, stables tout au long de l'année. Ils sont enrichis en bactéries aromatiques (pour pallier l'absence de développement de bactéries naturelles).

On est loin de la notion de terroir !

"La Laitière" **n'est en réalité qu'une belle image publicitaire !!**

Les pâtes crues sont plus digestes, **les pâtes cuites** sont plus concentrées, plus fortes en goût, les fermentées sont parfois mal tolérées en cas de fermentation avec des levures, ce qui peut favoriser certaines allergies.

AOC ou AOP

Appellation d'Origine contrôlée devient Appellation d'Origine protégée.
Les anciennes AOC française d'avant 2009 ont rejoint la famille européenne des AOP depuis le 1er mai 2009.

❖ **Pour être AOP il faut répondre à quatre conditions :**

1 - Provenir d'une aire de production délimitée.

2 - Répondre à des conditions de production précises.

3 - Posséder une notoriété établie.

4 - Faire l'objet d'une procédure d'agréments, d'abord en AOC puis au niveau Européen, en AOP.

Il existe environ 170 AOP européennes en beurres, crèmes et fromages.
Quelques exemples : abondance, beaufort, bleu d'Auvergne, bleu des Causses, brie de Meaux, brie de Melun, broccio, camembert de Normandie, chabichou du Poitou, chaource, chavignol, chevrotin, comté, époisses, fourme d'Ambert, gruyère, laguiole, langres, livarot, mâconnais, maroilles, mont d'or, morbier, munster, neufchâtel, pélardon, pont-l'évêque, reblochon, rocamadour, roquefort, saint-nectaire, sainte-maure de Touraine, salers, selles-sur-cher...
C'est l'exact contraire du produit mondialisé standardisé...

La différence entre laitages de chèvre, brebis et vache provient de la quantité d'acides gras : la chèvre et la brebis sont **plus riches en acides gras polyinsaturés** que la vache et, de ce fait, caillent plus facilement au contact de l'acide chlorhydrique de l'estomac et sont plus digestes.

Réglementation sur les fromages

La réglementation française en vigueur jusqu'au 1er juin 2007 exigeait que la teneur en matière grasse des fromages soit mentionnée sur leur étiquette. Elle devait y être exprimée en pourcentage par rapport à la matière sèche du fromage considéré (MG/MS). L'élaboration du nouveau Décret Fromage, (décret du 24 avril 2007) qui est entré en vigueur le 1er juin 2007 prévoit que, sur l'étiquette des fromages, la teneur en matière grasse ne soit plus obligatoirement exprimée par rapport à sa matière sèche.
Elle pourra être exprimée, soit en pourcentage de matière grasse par rapport au poids total du produit fini, soit dans le tableau nutritionnel, sous forme de quantité de lipides pour 100 grammes de produit fini.

Trois exemples :

Fromage à pâte molle, type camembert :

Ancien décret : teneur en matière grasse/matière sèche indiquée sur l'étiquette = 45 %
Teneur moyenne en eau : 54 %
Pourcentage de matière sèche dans le produit fini : 100-54 = 46 %
donc teneur réelle en matière grasse dans le produit fini : 45 % de matière grasse dans 46 % de produit = 0,45 x 0,46 = 0,207 = 20,7 %.
Nouveau décret : teneur en matière grasse = 20,7 %

Fromage blanc :

Ancien décret : teneur en matière grasse/matière sèche indiquée sur l'étiquette = 40 %
Teneur moyenne en eau : 82 %
Pourcentage de matière sèche dans produit fini = 100-82 = 18 %
donc teneur réelle en matière grasse dans le produit fini : 40 % de matière grasse dans 18 % de produit fini = 0,4 x 0,18 = 0,072 = 7,2 %.
Nouveau décret : teneur en matière grasse = 7,2 %

Fromage à pâte dure, type emmental

Ancien décret : teneur en matière grasse/matière sèche indiquée sur l'étiquette = 45 %
Teneur moyenne en eau : 38 %
Pourcentage de matière sèche dans le produit fini: 100-38 = 62 %
donc teneur réelle en matière grasse dans le produit fini : 45 % de matière grasse dans 62 % de produit = 0,45 x 0,62 = 0,2790
Nouveau décret : teneur en matière grasse = 27,9 %.

Toujours dans le but de permettre aux consommateurs d'être informés en toute clarté des caractéristiques précises du produit consommé et de faire leur choix en toute connaissance de cause, le nouveau décret rend également obligatoire **l'affichage, de façon visible et lisible, du traitement thermique** (chauffage) subi par le lait lors des différentes étapes de la fabrication du fromage.

Les mentions doivent être, selon les cas :

❖ « **Au lait cru** » : pour les produits fabriqués exclusivement à partir de lait non chauffé au-delà de 40 °C, ni soumis à un traitement d'effet équivalent (rappelons que le lait sort du pis de la vache à environ 38 °C).

❖ « **Au lait pasteurisé** » : pour les produits préparés exclusivement à partir de lait chauffé à une température d'au moins 72 °C pendant 15 secondes, ou toute combinaison équivalente.

❖ « **Au lait thermisé** » : pour les produits préparés exclusivement à partir de lait chauffé à une température inférieure à la pasteurisation, c-à-d. comprise entre 40 et 72 °C pendant au moins 15 secondes.

❖ « **Au lait microfiltré** » : pour les produits préparés à partir d'un mélange de lait cru écrémé microfiltré (filtré à travers de très fines membranes) et de lait ou de crème pasteurisés.

❖ Les fromages fabriqués à partir de laits ayant subi des **traitements thermiques différents** devront mentionner les pourcentages respectifs de ces laits dans leur composition (ex. : lait pasteurisé + lait thermisé et/ou microfiltré).

❖ Enfin, la mention « **fromage à pâte pressée cuite** » devra obligatoirement figurer sur les fromages dont le processus de fabrication inclut une cuisson à une température supérieure ou égale à 50 °C. Ils pourront, de façon facultative, comporter la mention « au lait cru » si le fromage est exclusivement fabriqué à partir de lait cru.

N.B. Ces dispositions s'appliquent à tous les fromages, y compris les AOC.
(source : www.processalimentaire.com, le magazine expert de l'agroalimentaire.)

Calcium, idées fausses et vérités

60 à 75 % du calcium provient des produits laitiers en Europe (AFSAA).

Le calcium est indispensable à la santé des os, à la désacidification de l'organisme (lutte contre l'acidose qui déminéralise le corps).
Il faut en consommer entre 400 et 600 mg/ jour, surtout au moment de l'adolescence.
Pour que le calcium des aliments se fixe sur l'os, il faut plusieurs conditions :
1 - La présence suffisante de silice sur laquelle se fixera le calcium.
2 - Un taux d'acidité faible de l'aliment contenant le calcium.
3 - Suffisamment de vit. D permettant l'absorption du calcium.
4- Suffisamment de vit. C permettant la fixation du calcium.

On peut parler ainsi en fonction des aliments d'une « bio-disponibilté » du calcium.
Ainsi 32 % du calcium contenu dans le lait est disponible, 54 % dans le chou chinois, 49 % dans le chou vert frisé, 22 % dans les haricots blancs, 32 % dans les saumons et sardines avec arêtes et 43 % dans le pain.

Un excès de protéines diminue l'absorption du calcium, alors que **les végétaux sont de bonnes sources de calcium (brocolis, persil...).**

✔✔✔ Calcium et ostéoporose :
Trop de calcium augmente le risque de fracture s'il provient des produits laitiers, car ceux-ci sont acidifiants.

Globalement, les gros fromages, qu'ils soient à pâte pressée cuite (emmental, beaufort, comté, gruyère), extra-dure (parmiggiano regiano, sbrinz, grana padano) ou même non cuite (cantal, salers, laguiole), bref les gros fromages ont à peu près tous un niveau important de calcium.
Les plus riches en calcium sont ceux qui sont fabriqués avec le plus de lait. Ils sont plus secs et compacts d'aspect. Les fromages à pâte pressée sont ainsi les plus riches en calcium. Viennent ensuite les pâtes persillées (bleus, roquefort), les fromages à pâte molle (camembert, munster, maroilles) et seulement en dernier les fromages frais (petit-suisse, demi-sel, broccio...).

FROMAGE	CALCIUM pour 100 g de fromage	MAT. GRASSES pour 100 g de fromage
Parmesan	1 228 mg	26 %
Emmental	1 055 mg	29 %
Gruyère	1 036 mg	27,7 %
Camembert	995 mg	21 %
Comté	909 mg	28 %
Edam	819 mg	26 %
Gouda	796 mg	29 %
Bleu	524 mg	29 %
Pyrénées	721 mg	29 %
Feta	650 mg	18,8 %
Fromage blanc	70 mg	11,8 %

En conclusion, le lait est pour l'enfant un aliment porteur de vie, à condition d'être consommé frais, cru, bio et non homogénéisé.

LES VVPO

CONSEIL
Attention, beaucoup de nos hormones et neuro-médiateurs proviennent des protéines alimentaires.
Il convient donc de les apporter au quotidien. Les VVPO en sont une très bonne source.

Viandes, Volailles, Poissons, Œufs

Maladie de la vache folle, doute sur l'écologie des chaînes de production, farines animales nourrissant des poissons en voie de disparition ou de dégénération, grippe aviaire, œufs issus de poules en batterie, préparation à base d'œufs en poudre....

Scandale des chaînes de production, amenant à des chairs animales vides de vie... Aberrations écologiques, nourriture des animaux sources de maladies dégénératives.
Arbitrage entre protéines animales et végétales...
Produits transformés à partir de viandes et volailles n'ayant plus de viande que le nom.
Peut-on vivre sans ces produits, y a-t-il un risque à s'en passer et à opter pour un régime végétarien strict ?
Le tableau est-il si noir ?
Que penser et que faire ?

Qu'apporte la viande ?

En fonction de l'animal (bœuf, veau, agneau...), en fonction des morceaux (bavette, entrecôte, onglet, filet, gigot...), les apports nutritionnels varient. Cependant les principaux sont :

- **Des protéines,** pour construire les tissus.
- **Des lipides,** pour fournir l'énergie (mais attention aux graisses saturées).
- **Du fer, du zinc, des vit. B3, B12**, pour stimuler les fonctions cellulaires et métaboliques.

Quelques chiffres

Production mondiale de viande
1950 : 44 millions de tonnes
1990 : 170 millions de tonnes
2002 : 242 millions de tonnes
2005 : 267 millions de tonnes
(source : FAO)

Sur notre planète vivent
1,8 milliard de moutons et de chèvres.
13,5 milliards de poulets, 1,3 milliard de bovins et 1 milliard de cochons...

90 % des cultures de soja vont nourrir les animaux d'élevage.
Aux États-Unis 70 % des céréales nourrissent les animaux d'élevage, contre 2 % en Inde. Si toutes les céréales n'étaient pas utilisées pour nourrir le bétail américain, elles nourriraient 800 millions d'humains.
Il faut 7 kg de céréales et 20000 litres d'eau pour fabriquer 1 kg de bœuf et 4 kg de céréales pour 1 kg de cochon, et 2 kg pour 1 kg de poulet.
La consommation de viande en France est passée **de 30 kg par personne/an en 1919 à 100 kg par personne/an en 2008.**

Mange-t-on trop de viande ?

La réponse est oui.

La viande est une très bonne source de protéines, mais elle contient aussi des graisses saturées qui augmentent la production d'acide arachidonique, une molécule à l'origine des inflammations, des troubles immunitaires et des maladies dégénératives.

Aussi la quantité des oméga-6 est beaucoup trop importante en proportion des oméga-3. Nous devrions avoir quatre à six fois plus d'oméga-6 que d'oméga-3. Or l'alimentation occidentale en apporte vingt et un fois plus, ceci en raison d'un excès de viandes, charcuteries, fromages...

L'excès de viande est à l'origine du surpoids, de maladies cardiovasculaires, de diabète.

Pour toutes ces raisons, et pour l'impact sur l'environnement, il est nécessaire de limiter la consommation de viande de 75 g à 100 g /jour en variant le type de viande consommée et en **privilégiant des viandes de qualité produites localement.**

L'impact du mode de cuisson

Enfin, sur un plan santé, la viande cuite produit des substances qui alimentent la flore de putréfaction de notre côlon et favorisent ainsi les cancers du côlon, la constipation et surchargent démesurément le foie.

Viandes rouges ou viandes blanches ?

Ce qui fait la différence entre les deux est la quantité de pigment rouge musculaire (myoglobine).

Par exemple, le bœuf, le cheval, le canard (magret) sont des viandes rouges alors que le porc, les volailles, le lapin, le veau, le mouton sont des viandes blanches, le gibier quant à lui est une viande noire.

Cette classification permet de différencier les viandes (rouges) plus riches en fer, en vitamine B12. Mais cette présence de fer et de graisses saturées dans les viandes rouges peut expliquer le risque de développer un cancer du côlon, du poumon, sans oublier les hydrocarbures aromatiques qui surviennent lors de leur cuisson (barbecue...).

Conseil d'expert

Limiter la consommation de viande de 75 g à 100 g/jour en variant le type de viande consommée et en privilégiant des viandes de qualité produites localement.

La viande est-elle encore saine ?

La qualité des viandes provient essentiellement :

❖ **De la race génétique** de départ (en effet, il existe des races plus adaptées à certaines régions, à certains terrains),

❖ **Du mode de nourriture** (tous les ruminants ne devraient consommer que de l'herbe l'été et du foin l'hiver, toute autre nourriture amène une modification du foie jusqu'à la cirrhose),

❖ **Du mode de soins** (antibiotiques, vaccinations…),

❖ **De la manipulation** et des conditions de **transport** jusqu'à l'abattoir.

Il convient d'éviter les viandes transformées (fumée, salée ou contenant des conservateurs et des additifs, nuggets industriels, etc.).

Aussi, pour les petits enfants, convient-il de privilégier les viandes biologiques, biodynamiques, où l'on respecte la nature de l'animal. **Une petite production de volailles** est également à préférer.

Le saviez-vous ?

Le canard contient essentiellement des graisses mono-insaturées voisines de celles contenues dans l'huile d'olive. Alors que le veau contient surtout des graisses saturées. Donc entre **canard** et veau, il est souvent préférable de privilégier le premier.

L'agneau est une viande intéressante car riche en acides gras mono-insaturés.

VU D' AILLEURS !

Viande et culture religieuse...

Savez-vous que l'une des prescriptions ***halal*** *(« permise ») est que la bête soit égorgée consciente, la tête tournée vers La Mecque.*

Les viandes ***haram*** *(« interdites »), sont la chair de porc, la bête trouvée morte, la bête étouffée, le sang.*

Les viandes ***casher*** *(« convenables »), sont abattues et cuisinées de manière rituelle (ex. : l'agneau ne peut être cuisiné dans le lait de sa mère), seuls sont purs les animaux à sabots fendus. Ce qui élimine l'âne, le cheval, le lapin et le porc. Sont autorisés le bœuf, le veau, le mouton et la chèvre...*

La face cachée des élevages de porcs et poulets en batterie...

Ces élevages intensifs qui ne respectent pas l'animal, mais le considèrent comme une marchandise sans âme, ne peuvent pas être de qualité.
La principale préoccupation provient de la nécessité de **traitements plus intenses en raison de la densité des animaux**.
Par ailleurs, sur un plan environnemental, la quantité de lisiers produite est une aberration écologique (cf. Bretagne Nord actuellement).
Ces animaux concentrés, en surnombre, sont soumis à un stress chronique permanent qui leur fait produire **des quantités astronomiques de neuromédiateurs et d'hormones de stress**.
Celles-ci se retrouvent dans la viande, et donc vous récupérez un tas de ces molécules associées à une baisse de pH de la viande.
Cette viande acide ou acidifiante est naturellement beaucoup plus nocive que la viande d'un animal élevé en respectant son environnement.

Les poulets sont maintenus à l'intérieur de bâtiments et reçoivent pour aliment du grain et non plus des déchets alimentaires.
Le manque d'exposition à la lumière naturelle engendre des **carences en vitamines D** ; il faut donc supplémenter l'alimentation en vitamines.

Quand il apparut que **les antibiotiques** favorisaient une croissance plus rapide, on ajouta également ces composés à l'alimentation. On put ainsi produire plus de poulets par unité de surface.

Respect de l'animal et élevage intensif

De nombreux grands chefs estiment que la viande d'animaux élevés en libre parcours et bien traités est préférable pour la cuisine.
Il ne s'agit pas là d'une prise en compte éthique de l'animal mais du constat que la viande d'un animal bien traité a meilleur goût.
Parmi les principaux cuisiniers prônant une viande de haute qualité, issue d'un élevage long, on peut citer Raymond Blanc, Hugh Fearnley-Whittingstall. Ce dernier est connu pour élever et tuer lui-même ses animaux (source : Wikipedia).

*Pour vos adolescents,
il est possible de réaliser maison avec
de bons ingrédients vos*

Nuggets de poulet maison

Pour 4 personnes :
*- 4 blancs de poulet, 2 oignons,
4 œufs, 200 g de farine,
400 g de chapelure, huile d'olive,
sel, poivre*

*Couper les blancs de poulet en morceaux et les mettre dans le bol d'un robot avec les oignons pelés.
Mixer grossièrement.
Transvaser le poulet dans un saladier.
Ajouter 2 œufs, saler, poivrer et mélanger.
Dans trois assiettes creuses, disposer respectivement la farine, les 2 œufs restant battus et la chapelure.
Façonner des petits palets légèrement aplatis avec les mains. Les passer dans la farine, puis dans l'oeuf, puis enfin dans la chapelure. Les réserver.*

Faire chauffer environ 5 mm d'huile dans une grande poêle.

Quand elle est très chaude, y faire cuire les nuggets pendant environ 4 minutes de chaque côté.

Les déposer sur un plat couvert de papier absorbant et les déguster immédiatement.

Nuggets ...

Un nugget de poulet est composé d'une pâte de chair et de peau de poulet finement hachées, *qui est ensuite roulée dans une pâte à beignets ou une panure avant cuisson.*

En restauration rapide, on les prépare généralement en friture.

Ces nuggets de poulet industriels étant faits avec de la peau de poulet, ils affichent en moyenne ***247 kilocalories pour 100 grammes, alors que le poulet contient environ... 110 kilocalories pour 100 grammes****.*

Le saviez-vous ?

« La production d'un kilo de viande de bœuf est aussi nocive pour le climat qu'un déplacement de 250 km en automobile. L'élevage est responsable de 68 % des émissions mondiales d'ammoniaque qui favorisent les pluies acides. »

- Rajendra Pachauri -

Président du Conseil sur le climat de l'ONU :

Mangez moins de viande, sa production entraîne de très importantes émissions de CO_2.

Peut-on encore manger des abats ?

Ces abats sont constitués des organes émonctoriaux nettoyeurs de l'organisme (foie, poumon, reins, intestins, système immunitaire : thymus). Ce sont donc **des filtres qui récupèrent tous les toxiques** de l'environnement et de la nourriture donnée aux animaux.

Aussi lorsque vous mangez des rognons d'un animal sur-vacciné, antibiothérapé, nourri avec des céréales traitées, vous ingérez les toxiques concentrés dans ces rognons.

Donc seuls les abats d'animaux élevés biologiquement sont admis.

Le risque des abats est la présence d'acide urique qui crée des crises de goutte et de contaminants (métaux lourds, plomb, cadmium, mercure, pesticides, dioxines, furanes).

La présence de fer, de protéines ne suffit pas à justifier cette consommation. La maladie de la vache folle a ralenti l'usage des tripes, des cervelles.

Les lipides à teneur plus faible que dans les viandes sont en revanche constitués d'une **plus grande quantité de cholestérol.**

Ils sont **riches en acides nucléiques**.

Le foie apporte beaucoup de fer, d'acide folique, de vitamines B, mais il faut ici totalement privilégier des foies d'animaux jeunes et élevés sainement.

Les jambons industriels

Le jambon fait à partir des viandes de porc peut se présenter sous forme de jambon blanc cuit ou jambon fumé cuit également avec, dans les deux cas, du fait de la production industrielle, l'**adjonction de quantité de phosphates, conservateurs, nitrates**...

Ceci permet une **rétention d'eau énorme...**
100 kg de viande permettent de produire 140 kg de jambon.

Dans le cadre d'une alimentation santé, il faut privilégier les jambons crus, provenant de porcs nourris aux glands de chêne (jambon serrano, ibérique, bellota).
Il faut éviter leur consommation le soir et ne pas dépasser chez l'enfant une prise hebdomadaire.

Quant aux « jambons » issus des poulets ou des volailles, ce sont des produits composés, intégralement industriels.

Composition type de jambon de volaille :

Blanc de dinde, bouillon (eau,os de poulet,sel, céleri,carotte, oignon, poireau, plantes aromatiques, épices), dextrose, extrait de romarin, ferments.

Colorant : *caramel ordinaire, contient du céleri.*

Antioxygène : *érythorbate de sodium (E316).*

Conservateur : *nitrite de sodium.*

POINT DE VUE...
Selon le professeur Hans Heinrich Reckeweg, fondateur de l'homo-toxicologie,

l'influence néfaste de la consommation de viandes porcines sur la santé est liée à l'analogie de structure entre le porc et les tissus humains, la présence de toxines de type histamine stimulant l'inflammation du tube digestif. Il préconise d'éviter toute consommation de viande de porc en cas de pathologies inflammatoires.

Phosphates et enfants hyperactifs

« Les phosphates en tant que tels sont nécessaires à la croissance et au bon fonctionnement de l'individu, mais c'est leur excès dans notre nourriture qui est préjudiciable à certains enfants, en moyenne deux à trois sur dix, surtout des garçons, pour continuer à influencer ensuite leur comportement d'adolescent et d'adulte. Les effets des phosphates commencent à se manifester au moment où l'enfant quitte le stade de nourrisson pour une alimentation plus variée, donc dès l'âge de 2 ou 3 ans, pour atteindre un point culminant vers 12 à 13 ans, et se manifester encore durant l'adolescence...

Cela se manifeste par l'apparition des troubles caractéristiques de l'hyperactivité. »

(Source : Herta Hafer, pharmacienne allemande, 1976.)

Phosphates et viandes ?

Les phosphates alimentaires sont des ingrédients utilisés dans le traitement de la viande, de la volaille, des poissons et fruits de mer.

Les changements biochimiques des tissus animaux qui se produisent naturellement au moment de l'abattage endommagent diverses propriétés de la viande et affectent son apparence, sa texture, son goût, sa conservation.

Les phosphates compensent ces changements et offrent une solution optimale pour les aliments traités.

La qualité des saucissons, des boulettes de viandes, des hamburgers, des pépites de poulet et d'autres émulsions ou produits hachés gros dépend de la fixation de la protéine, de la graisse et de l'eau ainsi que de la stabilisation de l'émulsion).

Les phosphates alimentaires (E322, E338 à 341, E450 a, b, et c, E1410 à E1414, E1442) offrent la **solution idéale pour la fixation, l'émulsion et la conservation** d'une vaste gamme de produits (saucissons, jambons, nuggets...)

- ❖ Améliorent l'appétabilité (texture, tendresse, couleur et goût)
- ❖ Augmentent la rétention d'eau
- ❖ Augmentent la solubilité des protéines
- ❖ Améliorent la stabilité de l'émulsion
- ❖ Agissent comme un agent de séquestrant
- ❖ Empêchent la détérioration microbiologique

(www.Haifachem.com, distributeur de phosphates).

Le bio, une culture humaniste
Des animaux élevés en liberté, nourris avec des aliments cultivés selon des techniques bio, auxquels on laisse le temps de grandir : tel est l'idéal de l'éleveur bio.

On trouve désormais du bœuf, du mouton, du porc et des volailles 100 % bio mais cette offre représente moins de 1 % de la production de viande totale.
Il faut savoir qu'aucune viande de cheval n'a encore reçu d'agrément bio et que le poisson, à l'exception d'un saumon d'élevage norvégien, est également exclu du label. Le marché de la viande et du poisson bio semble promis à un bel avenir mais son développement ne saurait être aussi rapide que la hausse de la demande. La durée de conversion d'une exploitation et le problème de la nourriture du bétail sont des obstacles incontournables. En revanche, les éleveurs sont à même d'offrir un large choix de fromages bio, produits directement à partir du lait de leurs bêtes.

CONSEIL D'EXPERT

Consommer :
Des protéines animales *de préférence à* **midi**,
Des protéines végétales le soir *(céréales, légumineuses, algues...).*
La viande rouge *: 1 fois par semaine.*
La viande blanche *: 2 à 3 fois par semaine.*
Une bonne viande ne réduit pas à la cuisson et ne change pas de couleur en 48 heures.

Protéines végétales ou animales ?

Classiquement, la plupart des nutritionnistes et diététiciens considèrent que les protéines animales présentent une supériorité sur les protéines végétales.

En réalité, deux faits sont à l'origine de cette idée :

❖ **Les acides aminés** contenus dans la viande et le poisson sont présents en nombre supérieur ou égal aux huit acides aminés essentiels (qui ne peuvent pas être fabriqués par l'organisme) que doit fournir l'alimentation. On les trouve également dans les œufs, les fromages.

❖ **La plupart des céréales sont carencées en lysine** (certaines en tryptophane comme le maïs) et les légumineuses sont carencées en méthionine, c'est également pourquoi il est nécessaire d'associer au cours du même repas 2/3 de céréales à 1/3 de légumineuses (cas des plats traditionnels de la plupart des cultures).

Cependant, selon des travaux plus récents réalisés par le Pr Beaufrère de Clermont Ferrand, les protéines, comme les glucides, ont une capacité de digestion différente selon leur origine :

❖ **Les protéines animales**

Elles se digèrent vite et sont rapidement métabolisées.

Elles peuvent être plus toxiques en cas de consommation excessive.

Lors de la digestion, les protéines animales créent des acides qui sont plus complexes à éliminer par le rein, car elles saturent ses capacités d'élimination en cas de surdose.

❖ **Les protéines végétales**

Elles se digèrent lentement avec un meilleur rendement.

Lors de la digestion, elles créent des acides volatiles qui s'éliminent par les poumons et ne les saturent pas.

En pratique :

Lorsque l'intestin est paresseux (constipation), l'envie de viande rouge diminue.

Dans ces cas-là, les céréales et légumineuses, les noix, les champignons, les châtaignes ou les algues... vont rétablir le transit intestinal.

Enfants végétariens moins asthmatiques ?

Les enfants qui prennent très peu de médicaments, ne sont pas vaccinés et ont une alimentation végétarienne, ont 40 % de risques en moins de souffrir d'asthme que les autres.

Ce sont les résultats d'une étude publiée dans le Lancet ; elle a été effectuée aux environs de Stockholm et comparait 295 enfants éduqués selon les principes naturels de Rudolf Steiner et 380 enfants du voisinage ayant un mode de vie occidental habituel. Les enfants issus de familles nombreuses sont aussi plus résistants que les autres.

Les surimis importés du Japon

*Le surimi est un mot d'origine japonaise signifiant **« chair de poisson »** et qui désigne une pâte souvent moulée en bâtonnets, fabriquée à partir de filets de poisson hachés, lavés plusieurs fois à l'eau froide, raffinés pour éliminer les graisses, les odeurs et les enzymes défavorables à la gélification...*

Additionnée notamment de sucres et de sels synthétiques, la pâte obtenue est ensuite aromatisée et colorée.

Les poissons, crustacés et fruits de mer

Concernant les poissons, fruits de mer, coquillages et crustacés, ils sont riches en protéines, en acides gras polyinsaturés (à la différence des viandes qui contiennent surtout des graisses saturées).

Ils sont une excellente source de nutriments essentiels :

❖ **De vitamines**

Vitamines du groupe B, oligoéléments d'origine marine.

Vitamine B12, dont l'apport peut être déficitaire en cas de régime à prépondérance végétarienne.

Vitamine A directement active (poissons gras) alors que les végétaux l'apportent sous forme de précurseur (bêta-carotène).

Vitamine D (présence de vit. D3).

❖ **De minéraux**

Iode, magnésium, phosphore, potassium, sélénium (plus que les produits animaux terrestres) et à moindre degré du calcium et du fer.

❖ **De protéines**

Moins acidifiantes que la viande, elles encrassent moins les émonctoires (reins, foie, pancréas...).

❖ **De lipides**

Les poissons des mers gras contenant plus de 10 % de matières grasses (surtout des acides gras essentiels) représentés par le saumon sauvage, la sardine, le hareng, l'anchois, le maquereau et le thon (mais attention à leur teneur en mercure et PCB).

Quelle quantité de poisson doit-on consommer ?
100 à 150 g pour un adulte 2 à 3 fois par semaine.
80 g pour les enfants.

Les poissons de début de chaîne

La limite à la consommation des poissons est la présence de métaux lourds (mercure) qui se concentrent surtout dans les gros poissons qui mangent leurs congénères.

Aussi, pour cela, convient-il de privilégier les petits poissons (anchois, sardines, maquereaux) sauvages, éviter les poissons d'élevage qui sont souvent nourris avec des farines animales... Leur chair est moins ferme et moins savoureuse. L'intérêt des poissons est la possibilité de les cuisiner en respectant leurs ingrédients, cuisson vapeur, en papillote.

À quelle fréquence manger du poisson ?

Trois fois par semaine semble une fréquence optimale lorsque le régime est dépourvu d'autres produits animaux. Quant aux crustacés (crevette, crabe, langoustine, homard), fruits de mer (huître, moule, palourde, coque, pétoncle, couteau, coquille Saint-Jacques), et aux mollusques (seiche, poulpe, bigorneau, bulot), **il faut en privilégier la fraîcheur et en tester la tolérance pour chaque enfant.** Mais attention pour certains d'entre eux (petits crustacés, palourdes, conques, moules...) qui sont filtreurs, ils peuvent concentrer les métaux lourds et certains toxiques.

La chair tendre des poissons de mer convient très bien aux jeunes enfants et leur apporte protéines et acides gras de qualité.

Les surimis, vive la chimie...

Composition des bâtonnets de surimi industriel type : ***Chair de poisson*** *(34 %), eau, blanc d'œuf, fécule de pomme de terre, amidon de blé, sucres, gélatine, huile de colza, sel, arôme crabe,* ***colorant*** *: extrait naturel de paprika,* ***gélifiant*** *: carraghénanes,* ***épaississant*** *: gomme de xanthane,* ***exhausteur de goût*** *: glutamate de sodium,* ***stabilisants*** *: sorbitol, polyphosphates.*

Les oméga-3 :

Ce sont des acides gras que l'on trouve en grandes quantités dans certains poissons gras, dans les graines et huiles de lin, dans l'huile de colza première pression à froid biologique. Ils sont indispensables au bon fonctionnement de l'organisme, car **ne pouvant les produire lui-même, il doit impérativement les trouver tels quels dans l'alimentation.**

Ces oméga-3 se retrouvent dans la chair et la graisse des poissons sauvages suite à la transformation des algues qu'ils absorbent.

Les poissons d'élevage nourris autrement en contiennent une quantité souvent plus faible.

Attention, les oméga-3 sont sensibles à l'air, à la cuisson à haute température et au fumage, **seul un mode de cuisson douce** (vapeur ou papillote) limite la perte en oméga-3 des poissons gras (le saumon sauvage, le flétan, le hareng, le maquereau, les anchois et les sardines en sont les plus riches).

Leurs effets bénéfiques sur la santé

Un apport quotidien d'oméga-3 sous forme de poissons gras

- Diminue le cholestérol et la tension artérielle,
- Stimule la fonction immunitaire,
- Améliore la mémoire,
- Diminue les phénomènes inflammatoires,
- Diminue les risques de cancérisation,
- Diminue les risques de diabète gras et d'obésité en modulant le taux des triglycérides,
- Diminue le risque d'accouchement prématuré et de dépression post-partum (blues après la naissance du bébé).

En pratique

Manger deux à trois petites boîtes de sardines à l'huile d'olive par semaine, permettrait de couvrir la majorité des besoins en oméga-3.

❤❤❤

Pour ceux qui n'aiment pas le poisson

Chez les enfants de moins de 5-6 ans, les capacités de transformer les oméga-3 d'origine végétale en composés biologiquement actifs n'existent pas.

Seules les **algues** (telles la spiruline) qui en contiennent un petit peu pourront être utiles.

Chez les enfants plus grands, les **huiles de première pression à froid biologiques** (colza, noix, cameline...), dans les crudités ou sur des aliments froids, permettent de couvrir les besoins.

Carpaccio de poisson cru maison

Préparer une assiette saupoudrée de sel et de poivre fraîchement moulu, arrosée d'un filet de citron et d'un cordon d'huile olive.

Déposer de très fines tranches (environ 2 mm d'épaisseur) de poisson ou de coquilles Saint-Jacques pré-congelés.
Déposer les tranches sur l'assiette au fur et à mesure.

Saler, poivrer le carpaccio, arroser de quelques gouttes de citron et d'un filet d'huile d'olive.

Consommer dans les 15 minutes.
Accompagner de petites pommes de terre cuites au four avec du gros sel, un peu d'huile d'olive, et du thym frais.

CONSEIL D EXPERT

Attention aux poissons crus...

Privilégier la qualité et plutôt les poissons surgelés pendant sept jours afin de détruire les **éventuels parasites** présents dans leur chair (anisakis).

Les sushis, sashimis et makis...

La déferlante du Japon dans le monde.

Une progression de + 30 % en 2006 sur le marché traiteur de la mer, les ventes de sushis sont les plus dynamiques du segment.

Pour 100 g de sushis :

Valeur énergétique : 130 kcal soit 545 kJ,
Protéines : 6 g,
Glucides : 21 g,
Lipides : 2,2 g.

Le sushi est un aliment complet :

❖ **Le riz** est source de glucides lents.

Il apporte du magnésium, du phosphore et du potassium.

❖ **Le poisson** est source de protéines.

Il apporte des « bonnes graisses » (oméga-3) contribuant à la diminution du mauvais cholestérol et permettant de lutter contre les maladies cardiovasculaires. Il contient des vitamines A, B, D, de l'iode, du calcium, du sélénium, du fer...

❖ **Les algues** nori sont riches en iode, fibres et protéines.

Elles sont peu caloriques. Elles protègent des maladies cardiovasculaires et ralentissent l'effet du vieillissement.

La face cachée de la mode des sushis ...
Va-t-on vers une pénurie de poissons ?

La banalisation de la mode des sushis dans le monde et l'industrialisation de sa production vident peu à peu les mers de leur richesse naturelle, le thon rouge étant la première victime.

Nous mangeons deux fois plus de poisson qu'en 1995, soit 16,3 kg par habitant, soit 132 millions de tonnes dans le monde.

Les Français en sont les troisièmes plus gros consommateurs en Europe avec 35 kg par an.

(source : www.consoglobe.com et planétoscope.)

FAO et aquaculture ?

43 % des poissons consommés proviennent d'aquaculture.
1/3 des produits de la mer consommés sur le territoire français proviennent de l'aquaculture
et les 2/3 sont importés.

Espèces en voie de disparition et poissons exotiques

***Le panga** est un poisson d'élevage, de la famille du poisson-chat, qui provient quasi exclusivement du delta du Mekong.*

Les Vietnamiens ont littéralement « lancé » ce nouveau poisson sur le marché mondial dans les années 96-97, un poisson qui supporte une densité record et qui grandit très vite, dans une eau à 28 degrés. C'est toute une industrie qui est née dans les dix dernières années grâce au panga.

*Quant à **la perche du Nil de Tanzanie**, (cf. le film «* Le Cauchemar de Darwin *»), que faut-il en penser ? Sur un plan éthique de relation Nord-Sud, je pense qu'il convient de privilégier l'usage de poissons locaux, pêchés dans nos rivières et océans.*

Poissons et vitamine D

La vitamine D n'est pas seulement indispensable à l'absorption intestinale et à la fixation osseuse du calcium : **elle possède aussi un rôle dans les défenses immunitaires et intervient dans la régulation de la différenciation cellulaire.** C'est une vitamine très stable résistant à l'oxydation, la lumière et la chaleur. La vitamine D est impliquée dans la protection contre les cancers du sein, du côlon, de la prostate et de l'ovaire, ainsi que les maladies auto-immunes.

Poissons sauvages ou poissons d'élevage ? Poissons de saison ?

C'est une question de bon sens :
Il faut acheter les poissons de saison, au moment où ils arrivent sur les étals au prix le plus bas (voir annexe calendrier).

Pour obtenir un 1 kg de poisson d'élevage il faut utiliser 5 kg de poisson sauvage.

C'est un non-sens écologique, il amène à racler les fonds des mers pour nourrir les élevages.
Il faut 20 tonnes de farine pour faire une tonne de farine de poisson.

♥♥♥♥

Fruits de mer

Ils sont riches en vit. B12 et en protéines qui contiennent tous les acides aminés essentiels, et ils apportent tous les métaux et métalloïdes. (NB : l'huître en est la championne toutes catégories.)

Poisson sauvage contre poisson d'élevage, question de sagesse mais aussi de prix...

Les mareyeurs réagissent aux statistiques de France Agrimer. Le but : convaincre de « manger du poisson de saison ».

Le Français mange de plus en plus de poisson :
+ 8 %, en 2010 selon l'office interprofessionnel France Agrimer. La filière pêche ne peut que s'en réjouir. Sauf que, selon l'étude, **les ménages privilégient le saumon et le cabillaud norvégiens, le bar et la dorade grecs. Des poissons d'élevage. Aïe !**

Les mareyeurs de Lorient réagissent :
« Il faut dire aux gens de **manger du poisson de saison, il n'est pas cher** », résume Dominique Lechat, président du syndicat des mareyeurs de Keroman.

Le bar, par exemple. Des chalutiers de Keroman en pêchent actuellement en Manche. Et on a vu des promotions autour de 9 € le kilo. Les ménages plus aisés préféreront sans doute le bar de ligne. « Les grandes surfaces proposent davantage de poisson d'élevage. Et comme c'est là que les gens font principalement leurs courses, ils en achètent, c'est tout bête », confie un poissonnier artisan.

Patricia Sero, présidente des poissonniers du Morbihan, partage ce point de vue. Elle dresse ici une liste de poissons sauvages de saison et une fourchette de prix, à titre indicatif : la petite dorade grise « entre 4 € et 8 € le kilo, selon la qualité », le gros merlu « autour de 5 € », le lieu jaune entier « 5 € à 9 € » ou la petite sole « 10 € à 15 € ». À vos fourneaux !

Source : Ouest France (29 janvier 2010)

Les bâtonnets de poisson industriels en quelques chiffres...

Apports pour 100 g :

Valeur énergétique 201,7 cal
Protéines : 12,3 g
Lipides : 8,5 g
Glucides : 19 g
(source : Centre informatique sur la qualité des aliments).

*Pour les **poissons panés,** d'une marque à l'autre **le pourcentage de poisson** dans la composition du produit **varie de 30 % à 72 %,** le reste étant constitué de panure très riche en matières grasses.*
(source www.lepointsurlatable.fr)

Les œufs et la salmonelle

La fréquence de la contamination in utero des œufs par des salmonelles (contamination interne du jaune) est de l'ordre de ***2 par million****. En revanche, la contamination de la coquille par ces mêmes bactéries est fréquente (contamination externe) et justifie les mises en garde concernant les méthodes de cassage.* ***Conserver*** *les œufs à* ***température ambiante*** *à moins de 25 °C, ainsi les œufs gardent leur saveur. Ne pas laver la coquille, elle est couverte d'un produit naturel empêchant l'infection par les salmonelles.* ***Jeter les œufs fêlés****. Se laver les mains après le contact avec la coquille et ne jamais toucher le blanc ou le jaune en cassant l'œuf. Manger rapidement les œufs après la préparation.*

Les Œufs

Les œufs sont très complets quant à leur composition en protéines et en acides aminés.

Ils sont le modèle même de la protéine équilibrée et sont une excellente source de nutriments :

Pour 100 g (88 % consommables)

❖ **Des vitamines A, E, K, B1, B2, B3, B5, B6, B9, B12**

❖ **Des minéraux :** fer (1,8 mg), calcium (53 mg), magnésium (12 mg), phosphore (191 mg), potassium (134 mg), sodium (140 mg), zinc (1,1 mg), cuivre (0,1 mg), sélénium, iode.

❖ **Des protéines**

2 œufs = 18 g de protéines en moyenne.

❖ **Des lipides**

9,9 g (37 % saturés, 46 % mono-insaturés, 17 % poly-insaturés).

❖ **De l'eau**

75 g d'eau !!!

❖ **Valeur calorique**

147 kcal

Les produits à base d'œufs utilisés par les restaurateurs et l'industrie

Beaucoup de produits qui autrefois contenaient des œufs entiers, utilisés lors de leur élaboration, renferment actuellement des dérivés lyophilisés ou des extraits modifiés issus de l'œuf.
L'industrie (traiteurs, glaciers, confiseurs, restaurateurs, biscuiterie...) utilise des ovoproduits (poudre d'œufs, jaune, blanc ou chlorhydrate de lysozyme provenant des blancs d'œufs). Ce chlorhydrate de lysozyme est incorporé lors des procédés de fabrication des fromages, des vins, des laits maternisés, ou pulvérisé à la surface des fruits, légumes, viandes, poissons.

Vrai ou faux, les œufs et le cholestérol ?

Leur teneur en cholestérol (un œuf contient 215 mg de cholestérol) les a mis un peu sur la touche.
Or il faut savoir que **chaque jaune d'œuf contient 146 mg de cystéine. La cystéine, cet acide aminé essentiel, est un des constituants du glutathion, le meilleur protecteur des graisses** – et donc du cholestérol – vis-à-vis de l'oxydation par les radicaux libres.
Or le problème du cholestérol réside dans son oxydation. Aussi le cholestérol de l'œuf, notamment de l'œuf coque ou poché (blanc cuit, jaune cru) est un **cholestérol non oxydable.**
Ce cholestérol non oxydable peut donc être utilisé par l'organisme pour fabriquer les hormones stéroïdes (testostérone chez le garçon, œstrogènes et progestérone chez la fille), ainsi que les hormones surrénaliennes.

Ce cholestérol non oxydable est également à la **base de la vitamine D** (contre le rachitisme) et des sels biliaires qui permettent la digestion des graisses.

Allergies à l'œuf

*C'est la présence de **produits à base d'œufs** (lysozyme) dans les préparations industrielles qui est responsable de ces allergies.*

***Le risque de sensibilisation** à l'œuf (allergène majeur) chez de jeunes enfants sans avoir consommé le moindre œuf est réel.*
*Aussi, là encore, convient-il **de privilégier les aliments bio frais** sans conservateurs et de **ne consommer que des œufs frais entiers** pour éviter ce type d'allergie et **seulement à partir de 12 mois.***

Quelle quantité d'œufs doit-on consommer ?
Manger **un œuf coque** le matin ou à midi permet d'obtenir un bon équilibre hormonal et de bonnes doses de vitamines.

Du côté de la règlementation...
Les caractéristiques et le classement des œufs :

On distingue 2 catégories d'œufs :

❖ **Catégorie A** ou **œufs frais** : seuls les œufs de cette catégorie sont destinés aux consommateurs,

❖ **Catégorie B** : ne présentant plus les caractéristiques des œufs de catégorie A : ils sont livrés à l'industrie alimentaire et non alimentaire.

Selon leur poids, les œufs de catégorie A sont classés en 4 groupes :

❖ **XL** : pour les très gros œufs d'un poids supérieur ou égal à 73 g,

❖ **L** : pour les gros œufs d'un poids supérieur ou égal à 63 g et inférieur à 73 g,

❖ **M** : pour les œufs moyens d'un poids supérieur ou égal à 53 g et inférieur à 63 g,

❖ **S** : pour les petits œufs dont le poids est inférieur à 53 g.

L'étiquetage, le marquage et l'emballage

L'emballage des œufs de catégorie A porte sur la face extérieure de manière facilement visible et clairement lisible :

❖ Le **code du centre d'emballage** qui a classé les œufs et les a emballés ;

❖ La **catégorie** de qualité (A) et de poids ;

❖ La **date de durabilité** minimale et une indication recommandant aux consommateurs de conserver les œufs réfrigérés après leur achat ;

❖ Le **mode d'élevage** :

- ✍ Poule élevée en élevage biologique ;
- ✍ Poule élevée en plein air : les poules sont en extérieur avec un bâtiment pour les abriter des intempéries ;
- ✍ Poule élevée au sol : les poules sont élevées en liberté dans un bâtiment ;
- ✍ Poule élevée en cage dans un bâtiment.

❖ La signification du **code producteur** (imprimé sur l'œuf) expliquée sur la face extérieure ou intérieure de l'emballage.

(source : www.dgccrf.bercy.gouv.fr)

Savez-vous lire les étiquettes ?

Œufs : 0 - 1 - 2 ou 3

Les œufs sont marqués d'un code désignant le numéro distinctif du producteur et permettant d'**identifier le mode d'élevage** :

0 = poule élevée en élevage biologique

(abris et végétation sur le parcours extérieur, à l'intérieur, nombre de poules limité et densités plus faibles, alimentation biologique à 90 % minimum).

1 = poule élevée en plein air

(4 m² de terrain par poule).

2 = poule élevée au sol

(pas de cage, pas d'accès au plein air).

3 = poule élevée en cage.

(4 à 5 poules entassées dans chaque cage ; la surface de vie de chaque poule est celle d'une feuille de papier A4 ou jusqu'à 60 poules par cage. Perchoir, nid artificiel et coin litière).

Exemple :

Le code : 3 FR WFB02

*Le **3** signifie que la poule qui a pondu cet œuf est élevée en cage.*

***FR** indique que cet élevage est en France.*

***WFB02** permet d'identifier le producteur et le bâtiment de ponte.*

Suit la date de durabilité minimale.

Il s'agit de la date jusqu'à laquelle les œufs de catégorie A conservent leurs caractéristiques lorsqu'ils sont entreposés dans les conditions appropriées.

Elle est fixée au vingt-huitième jour suivant celui de la ponte.

Elle est indiquée dans l'ordre suivant :

a) le jour, exprimé en caractères numériques de 1 à 31

b) le mois, exprimé en caractères numériques de 1 à 12 (ou alphabétiques de quatre lettres maxi).

LES LÉGUMES

CONSEIL D'EXPERT
Pour bénéficier au mieux des légumes, il est impératif de les choisir les plus frais possible, les moins traités possible, les plus de saison possible, les plus colorés possible...

*« **Cinq fruits et légumes par jour** » recommande à grand renfort de publicité le PNNS (Programme national nutrition et santé).*

En effet, grâce à leur richesse en fibres, les légumes jouent un rôle important dans la protection cardiovasculaire, la lutte contre le diabète, la surcharge pondérale...

Ils freinent l'absorption des sucres et des graisses alimentaires au niveau intestinal, ils régulent la digestion des glucides, soit des féculents, du pain mais aussi des desserts et autres aliments sucrés, ce qui a pour conséquence une meilleure stabilité de la glycémie, en évitant les pics d'hyperglycémie et d'hypoglycémie, tous deux préjudiciables à la santé et au contrôle du poids, et procurent la satiété.
Car sous un grand volume, ils apportent peu de calories.
Ils apportent également des vitamines, minéraux, oligoéléments nécessaires à votre vitalité et d'une manière générale à votre santé.

La multitude de couleurs, formes et saveurs des fruits et légumes fait que, été comme hiver, les étals sont prêts à stimuler l'appétit. Les intérêts nutritionnels des fruits et légumes sont nombreux.

❖ **Tout d'abord, ils sont constitués de 80 à 95 % d'eau.** Ce qui participe de manière significative aux besoins en eau d'un être humain (2 à 2,5 litres par jour).

❖ **Leur teneur en sucres est assez faible** et ces glucides sont majoritairement du fructose dont la caractéristique est d'avoir un index glycémique plus bas que le saccharose (sucre alimentaire).

❖ De même, **la teneur en matières grasses est très faible**. Le peu qu'on y trouve est insaturé donc de haute qualité.

❖ Les fruits et légumes contribuent à notre équilibre minéral. Ils profitent des **matières minérales** présentes dans le sol pour leur croissance et nous les transmettent. Ils sont riches en **cuivre, magnésium, sélénium** et surtout en **potassium** (nécessaire aux fonctions musculaires, cardiaques) et permettent la désacidification de notre organisme.

❖ Ils sont aussi constitués d'un **nombre important de fibres** et de pigments qui donnent leur couleur et des éléments essentiels et protecteurs à l'homme (pectine de la pomme, le lycopène de la tomate, la bêta carotène de la carotte, des abricots, le flavonoïde du raisin, etc.).

❖ Le **fer végétal** est cependant moins bien assimilable que le fer que l'on trouve dans le sang et dans les viandes, mais le **calcium** est en quantité non négligeable.

❖ De plus, leur assimilation est très nettement aidée par la présence de **vitamine C.**

Les légumes surgelés et en conserve ont-ils une moindre valeur nutritive ?

Oui et non, oui quant à leur ***teneur en fibres*** *qui reste la* ***même.*** *Non, quant à leur teneur en* ***vitamines et antioxydants,*** *ces substances sont* ***très fragiles*** *et sont totalement détruites lors de la cuisson, de la surgélation.*

Une étude espagnole, *publiée en 2003, avait démontré que 7 jours de surgélation détruisaient 60 % des anti-oxydants bénéfiques contenus dans le brocoli.*

Un autre réseau d'achats ... LES AMAP
(Associations pour le maintien d'une agriculture paysanne).
Elles naissent de l'association d'un groupes de consommateurs et d'un producteur. Pour obtenir votre panier de légumes de saison à tout moment, trouver votre AMAP :
www.reseau-amap.org

Côté vitamines, les légumes comme les fruits sont très généreux.
Si la vitamine C est la plus connue, **la vitamine B9, la vitamine E et la provitamine A** sont également présentes en quantité intéressante.

Le persil en est abondamment pourvu.
Les légumes verts à feuilles, en plus d'un taux intéressant de vitamine C, ont également de la vitamine B9.
Notons que plus le légume est mûr, plus il est riche en vitamines et minéraux. De même, plus il est cueilli à point, plus son apport nutritionnel sera intéressant.

Ce qui signifie qu'il vaut mieux consommer des fruits et légumes de saison fraîchement cueillis (voir calendrier de saisons p. 212).

Cela implique de varier notre consommation en fonction de la saison et de la proximité de culture (petits maraîchers du marché du week-end).
Les fruits et légumes sont sans aucun doute ce qu'il y a de meilleur dans la nature pour répondre aux besoins vitaminiques et minéraux de l'homme.
Une pilule, même prescrite par un médecin ou rajoutée à un produit naturel, ne peut remplacer convenablement les apports naturels d'un végétal.

Quelle quantité de légumes doit-on consommer ?

Pour satisfaire correctement les besoins humains, une consommation **de 500 g minimum de fruits et légumes par jour** est recommandée. Cela correspond à 5 portions, c'est-à-dire un fruit, ou une crudité et une assiette de légumes, etc.

❤❤❤

Par leur richesse en minéraux
les légumes désacidifient

Digérer, ne pas assez dormir, faire du sport en compétition ou au contraire être sédentaire, subir un gros stress, ne pas s'aérer... et voilà que nos tissus deviennent acides (crampes, tendinites, cystites...). Réponse : les légumes !!

Le saviez-vous ?

Les intestins... notre deuxième cerveau.

Par leur longueur (7 mètres) et leur diamètre (3 à 8 centimètres), ils jouent un rôle fondamental. En effet, la masse de substances qui peut y stagner, putréfier ou fermenter est énorme et contribue pour une grande part à l'auto-intoxication. Une grande partie de la population souffrant de constipation, des drainages intestinaux peuvent avoir des effets bénéfiques sur la santé.

Chez les Asiatiques comme pour nombre de thérapeutes actuels, **le ventre est aussi le siège des émotions,** d'où par exemple les expressions « la peur au ventre » ou « l'estomac noué ».

Pour d'autres, il s'agit du **deuxième cerveau** : **les 300 mètres carrés de l'intestin contiennent de 60 à 80 % de toutes nos cellules immunitaires et 100 millions de neurones,** soit autant que la moelle épinière (le dos, troisième cerveau).

Le ventre est le siège de la peur et du stress et c'est pourquoi tout bon thérapeute doit vérifier l'état du ventre de son patient.

Une bonne respiration et une alimentation saine permettent de prévenir la plupart des maladies.

Du côté de la recherche scientifique...

La soupe de Béliveau

Sur des souris, *dépourvues de système immunitaire, manger tous les jours cette soupe améliore la santé et diminue le nombre de tumeurs cancéreuses*

Ail, choux de Bruxelles, betterave, airelles, oignon vert, brocolis, épinard, fèves vertes, pamplemousse. curcuma dans huile de lin, 2 cuillerées à thé dans 10 ml d'huile, polyphénols de thé vert, poivre noir.

Attention, cette recette n'est pas un médicament. Elle n'a pas été testée ni même conçue pour la consommation humaine !!!

Pourquoi les légumes déclenchent-ils la satiété ?

Les légumes sont très utiles en raison de plusieurs de leurs ingrédients.

❖ **Ils contiennent des sucres,** plus exactement des polysaccharides, **que l'on appelle vulgairement des fibres.** Ces fibres sont indispensables pour la croissance, la survie et le bon **fonctionnement de l'intestin : côlon et intestin grêle.**

❖ En effet, **le côlon se nourrit d'acides gras** à courtes chaînes (butyrates...). Ces acides gras proviennent de la dégradation des fibres contenues dans les fruits et légumes sous l'action des germes bénéfiques de notre flore intestinale (lactobacilles, bifidobactéries). **Nous ne pouvons pas former ces acides gras, nourritures de notre côlon, sans ces fibres.**

❖ D'autre part, un autre acide gras (l'acétate), issu de la transformation des fibres par la flore intestinale, sera transformé dans le foie en glutamine (un acide aminé) indispensable pour la bonne santé de l'intestin grêle, favorisant le **processus d'absorption et d'assimilation** des aliments. Ainsi ces légumes riches en fibres, en minéraux (potassium) et vitamines (vit. B9...) selon leur mode de culture et de fraîcheur, sont **à la base de la satiété,** ils **remplissent le tube digestif,** nécessitent **un temps de digestion long**, et surtout créent une montée très lente des sucres dans le sang, **diminuant la sécrétion d'insuline**.
Cette hormone pancréatique, lorsqu'elle est produite trop vite en quantité importante, crée un ensemble de symptômes très incommodants : l'**hypoglycémie,** dont un des signes le plus fréquent est la sensation de faim.

Aussi, lorsque votre enfant mange des légumes, des légumineuses également, cette présence de fibres diminue-t-elle le risque d'hypoglycémie.

Un autre regard...
Médecine traditionnelle chinoise

Pour les Chinois, les légumes représentent une part importante de notre alimentation, leur fonction est de caler l'estomac. Par leur côté croquant (haricots verts peu cuits) ils stimulent le foie, par leur côté fibreux (céleri), ils stimulent le cœur, par leur côté charnu (aubergine), ils stimulent la rate, par leur côté mou (légumes trop cuits), ils stimulent les reins.

Ici, en Occident, c'est l'un de nos plus grands chefs culinaires, Joël Robuchon, qui avait découvert et promu cette notion de texture de l'aliment.

Les couleurs des légumes et des fruits ont-elles un intérêt alimentaire ?

Les aliments colorés, les fruits tels que les baies, fraises, framboises, myrtilles, airelles, cassis ou les légumes tels que les betteraves rouges, poivrons, aubergines, tomates, carottes, petits pois ... **sont très riches en flavonoïdes, polyphénols et pro vitamine A indispensables pour lutter contre les radicaux libres** produits par le métabolisme et le vieillissement.

De plus, ces substances sont des protecteurs de la paroi de nos petits vaisseaux et renforcent la paroi des muqueuses. Aussi, consommer de tels fruits ou légumes permet-il d'éviter les allergies, les troubles intestinaux, les troubles de la peau. La couleur de ces légumes ou fruits n'est que le témoin visible de cette richesse en molécules de vie.

Mais pour cela, il convient de privilégier des aliments crus et fraîchement cueillis.

Les polyphénols

*Ces substances sont contenues dans la **peau des raisins, dans les petites baies des fruits,** dans la peau colorée des légumes et permettent de donner un **stock utile d'anti-oxydants** et de **protecteurs vasculaires.***

On parle d'anthocyanines, de flavonoïdes, de quercétine (par exemple dans les oignons).

Apprendre à cuire les légumes...

Selon le mode de cuisson :

*Si vous utilisez des **casseroles basse température** (AMC, Baumstal), il faut impérativement sélectionner des **produits bio,** sinon, ce mode de cuisson concentre les pesticides contenus dans le légume.*

*Si vous prenez **des légumes de culture traditionnelle,** lavez-les bien ; épluchez-les et utilisez préférentiellement un cuit-vapeur, qui va capter les pesticides et les libérer dans le fond d'eau pour les éliminer.*

Cure d'antioxydants ?
On peut compléter son alimentation en antioxydants en consommant des produits naturels extraits de l'acérola, des myrtilles, du thé vert...

Les antioxydants, qu'est-ce que c'est, à quoi ça sert ?

Les antioxydants sont une famille de molécules qui sont apportées par l'alimentation ou fabriquées par le corps humain, pour **diminuer les effets néfastes des radicaux libres.**

Ces radicaux libres sont obligatoirement produits lors de l'oxydation des molécules de notre corps, par exemple au cours de la digestion des aliments, durant la respiration de nos cellules, et plus encore en cas de stress ou d'agressions (expositions prolongées au soleil, inhalation de toxiques ou de fumées…).

Les radicaux libres sont des molécules très instables et qui attaquent les composés vitaux de nos tissus en les faisant vieillir ou les détruisant (dégénérescence de la cellule).

Les antioxydants négativent les effets néfastes des radicaux libres.

On les trouve dans plusieurs familles (thiols et phénols). Les règnes végétal et animal produisent des antioxydants comme :

- **la vitamine C,**
- **la vitamine E,**
- **et le glutathion**.

Ceux-ci préviennent les maladies neurodégénératives et cardiovasculaires. Manger des aliments riches en antioxydants (fruits et légumes frais) est un gage de santé.

Un autre regard, Kousmine...

Lorsque l'intestin fragilisé a besoin d'être reconstruit
Quelques astuces au quotidien...

❖ **Jus de carotte** fraîchement extrudé en apéritif, additionné d'un peu d'huile de tournesol (bio, première pression à froid).

❖ **Salades** en entrée, de préférence en début de repas pour une meilleure digestibilité (tapisse et nourrit la muqueuse, évitant la montée des globules blancs après le repas qui entravent la fonction du système immunitaire et évite les somnolences après le repas).

❖ **Légumes** : midi et soir, après les crudités (2 par repas et cuits dans très peu d'eau, à basse température, pour éviter la perte des minéraux et vitamines).

❖ **Pommes de terre** : en accompagnement des viandes, poissons, fromages, pour assurer un bon équilibre acido-basique et éviter l'acidification.

❖ **Soupes** : 2-4 légumes au minimum.

Les légumes de saison

Printemps
artichauts, asperges, brocolis, choux-fleurs, épinards, fèves, topinambours, petits pois, navets, pois gourmands, radis, pommes de terre nouvelles...

Été
aubergines, choux, tomates, concombres, cornichons, courgettes, cresson, fenouil, haricots verts, poivrons...

Automne
Betterave rouge, épinards, endives, courges, brocolis, champignons...

Hiver
Céleri rave, poireaux, carottes, mâche, choux-fleurs...

❤❤❤

Inciter les enfants à manger des légumes

Proposez-leur les légumes sous diverses formes :
Purées, gratins, croquettes, soufflés, soupes, tartes, quiches, lasagnes, risottos, les cakes...
Penser aux carottes, patates douces et légumes sucrés.

« Les tartes de Bruno »

Pour 4 personnes :

Pâte brisée:
250 g de farine,125 g de beurre,
1 œuf, une pincée de sel, 1/3 tasse à café d'eau.
2 gros poireaux
100 g de comté

Émincer les poireaux, les faire suer dans de l'huile d'olive, rajouter 1 œuf, le fromage en petits dés, assaisonner de sel, poivre et de thym frais.

Abaisser la pâte, mettre tout cela dans le moule, et passer au four à 180°, 35 minutes.

❤❤❤

Variantes

Jongler avec les légumes, oignons, échalotes...
Agrémenter avec du thon, des anchois, du saumon, des lardons, etc.

Les légumes, une mine de vitamines

❖ **Provitamine A**
Carotte, épinard, persil, cerfeuil, potimarron, courge, chou, bette, tomate, haricot, asperge, chicorée, endive, laitue, melon, navet.

❖ **Vitamine B1**
Petit pois, maïs doux, carotte, poireau, asperge, persil, ail, pomme de terre, chou, cresson, oseille, épinard, artichaut, navet.

❖ **Vitamine B2**
Petit pois, persil, épinard, asperge, cresson, chou, laitue, endive, haricot vert.

❖ **Vitamine B3**
Petit pois, maïs doux, persil, asperge, chou, pomme de terre, cresson, haricot vert, endive, épinard, aubergine.

❖ **Vitamine B5**
Pomme de terre, céleri, petit pois, asperge, laitue, épinard, carotte, concombre, tomate, chou, oignon, navet, radis, cresson.

❖ **Vitamine B6**
Chou, pomme de terre, carotte, haricot vert, petit pois, tomate, laitue.

❖ **Vitamine C**
Persil, oseille, poivron, cresson, chou, épinard, fenouil, bette, oignon, mâche, asperge, pomme de terre, navet, petit pois, carotte, radis, laitue.

❖ **Vitamine E**
Haricot vert, petit pois, chou, persil, céleri, laitue, carotte, épinard, tomate, oignon, poireau, betterave, asperge.

❖ **Vitamine K**
Epinard, chou, cresson, laitue.

Les légumes, une mine de minéraux

❖ **Potassium**
Persil, fenouil, épinard, bette, courge, potiron, artichaut, ail, chou, oseille, endive, petit pois, cresson, carotte, céleri, betterave.

❖ **Calcium**
Cresson, persil, oignon, chou, poireau, bette, fenouil, endive, épinard, navet, céleri, haricot vert.

❖ **Magnésium**
Épinard, persil, bette, aubergine, oignon.

❖ **Fer**
Persil, épinard, bette, concombre, petit pois, oignon, cresson, poireau, cornichon, fenouil, betterave, courge, courgette, potiron, céleri, haricot vert, mâche.

❖ **Cuivre**
Cresson, oseille, poireau, petit pois, persil, épinard, haricot vert, artichaut, chou, carotte, betterave.

✂ *Trucs et astuces*

Comment préparer et cuire vos légumes
pour profiter au mieux de leurs bienfaits en vitamines et minéraux et de leur saveur.

La préparation, le mode de conservation et la cuisson des légumes sont importants à comprendre afin de conserver au mieux leurs vitamines et minéraux.

❖ Les **laver** rapidement, ne pas les laisser tremper.

❖ Les **éplucher** s'ils ne sont pas bio, sinon, leur peau est souvent un concentré de vitamines.

❖ **Privilégier** les légumes **crus** aux légumes cuits.

❖ Les meilleurs modes de **cuisson** :
croquants à la vapeur ; quelques minutes à l'eau bouillante en gardant le jus du bouillon chargé des minéraux pour une soupe ou à boire frais, ne pas saler, les sels minéraux suffisent ; puis la cuisson à basse température, surtout si les légumes sont bio, sinon les éplucher ; en papillote, ou saisis au wok.

❖ Le mode de **conservation** compte aussi :
Une congélation préserve davantage les minéraux et surtout la saveur qu'une conserve.

Le saviez-vous ?

La pomme de terre

Elle provient d'Amérique du Sud, probablement du Pérou, où il en existe encore plus de 240 sortes (des bleues, des violettes, des jaunes, des noires...). Importée en 1580 par les soldats d'Espagne, elle devint la base alimentaire européenne.

Il en existe plusieurs variétés pour chaque saison :

- **Les primeurs sont précoces,** à chair ferme et doivent être consommées rapidement. Ce sont les premières récoltées que l'on mange en été. Elles ne se conservent pas en hiver. La Belle de Fontenay, la Sirtema ou l'Ostara... sont des variétés primeurs. Excellentes cuites en robe des champs, avec un peu de beurre cru...
- **Les variétés pour la conservation** : elles mettent plus longtemps à pousser mais se conservent bien en hiver. La Bintje, la Viola, la Désirée...
- **Les variétés plus farineuses** : elles ne sont pas consommables directement. Elles sont cultivées pour en extraire la fécule (ou amidon).

(Source : www.ceja.educagri.fr)

Elle combine les caractéristiques des féculents et celles des légumes. Naturellement dépourvue de lipides, très riche en glucides sous forme d'amidon, elle est désacidifiante (potassium et phosphore) mais elle est pauvre en protéines. Elle fournit une quantité importante de fibres alimentaires qui contribuent à la sensation de satiété et participent au bon fonctionnement de l'appareil digestif.

Les Astuces pour manger des légumes ...

Jardinière de balcon en toute saison
Plantez des fines herbes
sur un balcon, dans un jardin, des petites tomates cerises...
C'est le petit jardin de vos enfants...

Un enfant concerné,
un enfant consulté.
Aidez votre enfant à choisir ses légumes pour la semaine, emmenez-le au marché.
Regarder, sentir, toucher, c'est commencer à aimer...

Éveillez l'artiste qui sommeille en votre enfant.
Soignez la présentation en créant **des bouchées faciles à prendre avec les doigts**, *réalisées avec des emporte-pièces et petits outils créatifs.*

LES LÉGUMINEUSES

CONSEIL D'EXPERT
Très consommées depuis des millénaires, base essentielle de plats traditionnels du Sud, elles sont une source alternative de protéines végétales, à réintégrer absolument...

« C'est la famille végétale qui fournit le plus grand nombre d'espèces utiles à l'homme, qu'elles soient alimentaires, industrielles ou médicinales » écrivait en 1905 Gaston Bonnier, dans son Cours de botanique.

Les protéines sont les premiers matériaux de construction de notre corps. Particulièrement utiles lors de la croissance, c'est pour cela que les légumineuses sont essentielles dans notre alimentation.

Ce sont les graines des plantes et elles sont consommées depuis très longtemps. Elles avaient une grande importance dans l'alimentation de nos grands-parents et dans toutes les traditions du monde, particulièrement dans le sud de l'Europe...
Mais leur consommation a beaucoup diminué. Il est temps de les réhabiliter et de réapprendre à les cuisiner.
Ces plantes se cultivent facilement et donnent des graines qui se conservent bien en hiver lorsqu'elles sont sèches.

Les légumineuses désignent des graines contenues dans une gousse :

❖ **Fèves et haricots secs** : haricots (rouges, blancs, noir, pinto, azuki, d'Espagne, de Lima, mungo), soja, gourganes, etc.

❖ **Pois secs** : entiers, cassés, chiches, etc.

❖ **Lentilles** : vertes, rouges, brunes, etc.

Quelle est leur valeur nutritionnelle ?

❖ **Les légumineuses sont très riches en fibres et en protéines.** Leur taux de protéines oscillent entre 18 à 24 %, soit un peu plus que les viandes et poissons. Leur consommation permet d'alterner sources de protéines animales et végétales.
La haute teneur en fibres est un atout santé incontestable.

❖ **Elles sont également riches en micronutriments.**
En particulier en vitamines du groupe B (B1, B2, B6 et B9) et en potassium, phosphore, calcium, magnésium et fer.

❖ **Elles sont riches en acides gras.**

En moyenne les Français consomment dix fois moins de légumes secs qu'il y a un siècle, ce qui n'est pas sans conséquence sur la santé de la population.

Petites infos cuisson :

***Haricots et fèves** :*
1 h à 1h1/2

Pois entiers :
1h1/2 à 2 h

Pois cassés :
45 minutes

Lentilles :
30 minutes

Pois chiches :
1h1/2 à 2 h

Une fois cuits et égouttés, ces légumes se conservent 5 jours au réfrigérateur et peuvent se cuisiner de plusieurs manières.

Un truc de cuisson :

Si vous ajoutez du bicarbonate de soude, cela permet de diminuer de moitié le temps de cuisson.

Peuvent-ils remplacer les viandes ?

Pour fournir la même valeur en protéines que la viande, et compenser ce qui leur manque (méthionine), les légumineuses doivent être **associées à d'autres aliments, les céréales.**

C'est ce que l'on retrouve encore dans la plupart des traditions culinaires (maïs et haricots rouges au Mexique, sarrasin et haricots blancs en Chine, riz et lentilles en Inde, semoule de blé et pois chiches au Maghreb).

On peut aussi rythmer différemment les repas, viande, poisson ou œuf à midi, repas de légumineuses et légumes le soir, sans pour autant se carencer en protéines.

Comprendre les légumineuses...

Les légumes secs sont souvent assimilés à des féculents du fait de leur richesse en amidon.

C'est ainsi que, souvent, les végétariens remplacent les protéines animales dont ils se privent par une association avec les céréales (riz, pommes de terre, pâtes, semoule).

Font-elles grossir ?

Non, elles aident plutôt à mincir car elles contribuent à la satiété et, par leur richesse en fibres et protéines, drainent les graisses en excès. Ce sont des aliments qui n'épuisent pas le pancréas et favorisent le transit intestinal.

Pourquoi sont-elles difficiles à digérer ?

Les haricots et pois chiches peuvent provoquer des gaz intestinaux. Mais ces désagréments sont grandement diminués, voire évités par leur mode de préparation.

Comment les cuisiner ?

Les légumineuses sont idéales dans de multiples préparations culinaires.

Chaudes en hiver en plat familial,
froides en été, sous forme de salades composées.
Simples (soupes, purées, salades...).
Élaborées (légumes farcis, terrines, tartes...).

Les Astuces pour cuire les légumineuses...

Faire tremper les légumineuses avant cuisson permet de dissoudre les sucres responsables des flatulences.
À mi-cuisson, changer l'eau et ajouter du thym, du fenouil ou de la sarriette. Les cuire longuement pour qu'elles deviennent très tendres...

Les combinaisons alimentaires :

Parmi ces cinq aliments, il existe des carences en certains acides aminés qui vont limiter l'absorption intestinale de tous les autres acides aminés (facteur limitant) :

Aliments	Manques
Lait	Méthionine, cystéine
Céréales et pain	Lysine
Légumineuses	Méthionine, cystéine
Fruits oléagineux	Lysine, isoleucine
Légumes	Isoleucine, méthionine, cystéine

Pour éviter une carence en acides aminés essentiels, il faut donc **combiner chaque jour les aliments** selon leur teneur complémentaire en acides aminés :

- Céréales + lait
- Céréales + fromages
- Céréales (2/3) + légumineuses (1/3)
- Légumineuses + fruits secs (y compris fruits oléagineux)
- Légumineuses + graines (tournesol, sésame, courge, etc.)
- Céréales + fruits secs ou fruits oléagineux
- Céréales + légumes

LES FRUITS FRAIS
LES FRUITS SECS

CONSEIL D'EXPERT

« One apple a day, the doctor's away. »

Les Anglais l'affirment : une pomme par jour éloigne le médecin. Les fruits sont une panacée à portée de main.

Consommer cinq fruits et légumes par jour ?
Est-ce que c'est du marketing ?

Certes, c'est nécessaire, comme le préconise le PNNS (Plan national nutrition santé) mais insuffisant au niveau des vitamines. La vitamine C n'apparaît que trois jours avant la maturité complète du fruit sur l'arbre. ***Donc tout fruit cueilli vert et mûri artificiellement peut être dépourvu de cette précieuse vitamine que l'organisme ne fabrique pas.***

De la même manière, les fruits ***en vieillissant s'oxydent et perdent la majeure partie de leurs vitamines.***

Si ces fruits sont vivants et de saison, ils vont permettre de renforcer les processus de croissance. La limite est souvent le moment de leur consommation et l'association avec d'autres aliments.

Qu'apportent les fruits ?

Tous les fruits frais mûrs de saison sont riches en **vitamines** et **enzymes** (diastases) permettant la digestion des amidons et des autres aliments. Ils sont particulièrement riches en antioxydants, notamment en **vitamine C et en vitamine E** et en **polyphénols**. Ces substances apportées conjointement agissent en synergie, ce qui renforce leur action.

Comment les choisir ?

En respectant le calendrier des fruits de saison (voir chapitre page 213 « Coin des enfants et des mamans »). Ne pas se fier à l'aspect extérieur, privilégier les variétés locales, anciennes, un fruit irrégulier est souvent préférable à un fruit calibré et impeccable. Concernant les bananes, ne consommer que celles dont la peau est tigrée.

Quand faut-il les manger ?

Le moment idéal de consommation des fruits est **entre les repas** ou mieux encore **en début de repas**.

Ils se digèrent très vite, **préparant l'estomac à recevoir les autres aliments** et ne risquent pas de se combiner avec les amidons comme lorsqu'on les prend en dessert. Mais là encore, pas de dogmatisme, il convient de tester individuellement. Certains enfants digèrent très bien les fruits frais crus en fin de repas.

Pour les jeunes qui ne sont pas spontanément portés sur les fruits, on peut les incorporer dans une salade type basconnaise (p. 222) au milieu de feuilles de laitues, d'endives assaisonnées au jus de citron et huile vierge de première pression à froid…

Les jus de fruits et les smoothies peuvent-ils remplacer les fruits ?

Oui, uniquement **s'ils sont réalisés maison**. Car tout jus de fruits du commerce même biologique est actuellement pasteurisé, ce qui détruit une grande partie des vitamines ; cependant, **de tels jus pasteurisés sont mieux tout de même que des sodas** plus chimiques.

Mais ils ne permettront pas de couvrir tous les besoins en vitamines et antioxydants.

La banane ?

La banane contient 11 % de fibres, pas de graisses, 8 % de sucres et 1 % de protéines. Sa richesse en fibres, sa forte teneur en potassium et magnésium et son côté anti-acide sont très utiles.

La banane mûre est riche en sucres simples assimilables, alors que la banane pas mûre, sauf cuite, n'apporte que de l'amidon indigeste.

Comment les conserver ?

La conservation des fruits dépend du type de fruit. Pommes, poires, raisins se conservent très bien dans un endroit frais à l'abri de la lumière. Par contre, certains fruits juteux (framboises, fraises, cerises, abricots, pêches, melons, prunes, mirabelles, reines-claudes, figues...), doivent être consommés rapidement.

La congélation ne garantit pas le maintien des doses de vitamines et surtout modifie la structure des molécules d'eau constituant du fruit.
Lors de la décongélation, le fruit devient beaucoup plus vulnérable (oxydation). La seule utilisation des fruits congelés me semble être en pâtisserie pour confectionner des tartes maison.

Sécher les pommes, les figues, les abricots et les raisins est une alternative.

La cuisson des fruits en compote sans ajout de sucre permet d'**apprivoiser le tube digestif** et surtout de supprimer le caractère allergisant de certains fruits (cerises, pommes, poires, abricots, pêches, brugnons, nectarines...)
Pour prévenir le risque d'allergie, il est recommandé de ne donner des légumes cuits et des fruits en compote qu'à partir de 6 mois.

Et les fruits secs et fruits oléagineux ?

Ce sont les **noix, noisettes, amandes, sésame, châtaigne, pignons de pins.**
Sous forme native, de purée (simple broyage des gaines sans échauffement) ou de lait, les oléagineux apportent des protéines, des vitamines, des minéraux et des acides gras de qualité.
Ils sont utiles au petit-déjeuner, en en-cas lors d'efforts, ou associés à un avocat et un fruit pour un pique-nique à la place d'une pizza ou d'un sandwich.

LES FRUITS SECS

Les fruits secs contiennent, suite aux procédés de déshydratation, une quantité de sucre plus intense que les fruits frais.

En pratique, lorsque nous commençons à déguster ces fruits secs, nous en consommons beaucoup plus que de fruits frais et donc absorbons une quantité supérieure de sucre.

Par contre, ils sont riches en minéraux et en fibres.

Un moyen possible d'utilisation est de réhydrater ces fruits secs pour les incorporer dans des pâtisseries maisons ou des compotes.
Ils permettent de consommer en toute saison des fruits qui ne seraient pas disponibles, ou devraient venir de très loin.

Les fruits, une mine de fibres

(100 g. de fruits mentionnés en caractère gras couvrent 100 % des besoins quotidiens, les autres n'en couvrent que 10 %)

Amande, cassis, coing, datte, framboise, groseille, mûre, myrtille, noisette, noix, airelle, châtaigne, figue sèche, fraise, grenade, kaki, olive, pêche, pomme, poire.

Les fruits, une mine de vitamines

(100 g. de fruits mentionnés en caractère gras couvrent 100 % des besoins quotidiens,
les autres n'en couvrent que 10 %)

❖ **Provitamine A**
Kiwi, airelle, banane, cassis, fraise, goyave, kaki, melon, myrtille.

❖ **Vitamine B1**
Noisette, noix, amande, ananas, banane, châtaigne, datte, kiwi, mandarine, orange, raisin.

❖ **Vitamine B2**
Kiwi, amande, noisette, noix.

❖ **Vitamine B3**
Amande, datte, noisette, noix, abricot, châtaigne, figue, kiwi, olive, pêche, prune.

❖ **Vitamine B5**
Avocat, noisette, noix.

❖ **Vitamine B6**
Ananas, banane, litchi, mandarine, pomme, pruneau, raisin.

❖ **Vitamine C**
Fraise, goyave, kaki, kiwi, orange, amande, framboise, groseille, litchi, mandarine, pamplemousse.

❖ **Vitamine E**
Amande, avocat, noisette, noix.

❖ **Vitamine F (acides gras polyinsaturés)**
Amande, avocat, noisette, noix.

Les fruits, une mine de minéraux

(100 g. de fruits mentionnés en caractère gras couvrent 100 % des besoins quotidiens,
les autres n'en couvrent que 10 %)

❖ **Calcium**
Abricot, amande, figue sèche, kiwi, noisette.

❖ **Cuivre**
Amande, kiwi, noisette, noix.

❖ **Fer**
Kiwi, amande, noisette, pruneau, raisin.

❖ **Iode**
Ananas.

❖ **Magnésium**
Amande, pomme, banane, châtaigne, datte, kiwi, raisin.

❖ **Manganèse**
Amande.

❖ **Potassium**
Citron, figue, olive, pomme, pruneau, abricot, amande, banane, datte, kiwi, melon.

❖ **Phosphore**
Amande, noix.

❖ **Sélénium**
Ananas.

❖ **Zinc**
Avocat, noisette, noix.

Le saviez-vous ?

Certains fruits sont plus recommandés en cas de :

- **Insuffisance du foie** : cassis, fraise, pamplemousse.
- **Déminéralisation** : cerise, fraise, poire.
- **Fatigue nerveuse** : prune, abricot.
- **Drainage** : ananas, cerise.
- **Douleurs articulaires** : cassis, cerise, fraise.
- **Digestion lente** : pêche, ananas.
- **Troubles intestinaux** : myrtille.
- **Trouble de circulation du sang** : groseille, myrtille.
- **Fièvre** : framboise...(cf. *Tous les fruits et légumes pour se guérir*, Raymond Dextreit).

Vitamines à boire...

Essayez-vous à la réalisation de jus de fruits frais avec une **centrifugeuse ou un extracteur de jus,** cela permet un apport de fibres et de vitamines, **c'est un apéritif particulièrement apprécié des enfants.**

Ajouter de la glace pilée et un peu de purée ou de lait d'amande et vous obtenez un **smoothie de qualité biologique.**

☞ **Quatre fruits par jour chez l'enfant scolarisé.**

Cela permet de couvrir les besoins en vitamines et minéraux. **Ces minéraux : potassium, magnésium contenus dans les végétaux luttent contre l'acidité produite lors de la digestion.**

Cela est confirmé par une étude particulièrement intéressante : les femmes qui ont eu la consommation de fruits la plus abondante dans leur enfance (une à quatre fois par jour, plus de cinq jours par semaine) ont une densité osseuse plus importante au niveau du col fémoral. En outre, et ce point est essentiel car il souligne l'importance directe des végétaux pour la qualité de l'os, elle est indépendante des apports en calcium et produits laitiers.

Des apports élevés en magnésium, potassium sont associés à une meilleure densité osseuse.

Le saviez-vous ?

La châtaigne, une mine de santé

Valeur nutritionnelle pour 100 g

Protides	2,6 g
Glucides (dont fibres)	38 g
Lipides	2 g
Calories	180 kcal
Potassium	600 mg
Magnésium	45 mg
Fer	1,3 mg

❖ **Riche en vitamines du groupe B (B1, B6, B9) :** utile chez le sportif, elle lutte contre la fatigue – notamment hivernale.

❖ **Riche en fibres :** Elle est rassasiante, favorise le transit intestinal, diminue le risque de cancer du côlon et l'absorption du mauvais cholestérol. Elle épargne la sécrétion d'insuline, ce qui diminue le risque d'obésité, de surpoids et de diabète. Elle ne contient pas de gluten.

❖ **Riche en acides gras insaturés :** elle est utile à la muqueuse intestinale, diminue les inflammations et risques allergiques.

❖ **Très riche en minéraux (potassium, magnésium, fer) :** elle lutte contre le stress, reminéralise, désacidifie et participe au bon fonctionnement des muscles (évite les crampes...).

Petit historique de la châtaigne

Fruit du châtaignier, autrefois surnommé « arbre à pain » très consommé jusqu'au XIXe siècle, la châtaigne est en fait un akène (fruit sec).
On en fait de la farine (encore utilisée dans les gâteaux en Corse). Très répandue en Rhône-Alpes, Roussillon, Aquitaine. Le monopole de sa culture est détenu par l'Ardèche qui a obtenu un AOC.

Disponible sur les marchés entre septembre et février, les deux meilleurs mois demeurent octobre et novembre.

Incorporées sous forme de châtaignes (communément appelées marrons), dans les dindes, les chapons. Crues, grillées, bouillies, en purée sucrée ou non.

Confiture de châtaigne maison

1 kg de châtaigne, 1 kg de rapadura (sucre), 1 gousse de vanille, 250 g de crème de marron non sucrée.
Les faire cuire dans l'eau bouillante cinq minutes après les avoir incisées, les égoutter, les peler.
Dans une casserole faire un sirop avec le sucre et un verre d'eau ; quand le sirop est pris, y jeter les châtaignes et les laisser confire une heure à feu très doux avec la gousse de vanille évidée. Les égoutter, les casser en morceaux et ajouter la crème de marron, les graines de la gousse de vanille et mettre en pot (un petit peu de cognac peut être ajouté).

LES CÉRÉALES ET OLÉAGINEUX

CONSEIL D'EXPERT

C'est un des fondamentaux alimentaires qui a été totalement privé de son sens et de son intérêt initial. Le marketing s'est rué dans cette brèche et il faut impérativement reprendre les bases de cette mine de nutriments.

Après le lait, c'est l'autre scandale qui touche nos enfants.

Le terme « céréales » désigne normalement des graines de graminées domestiques et dérivés (pâtes), les riz mais en aucun cas les produits transformés, marketés, présentés sous forme de flocons, de pépites, de pétales et autres délices marketing dont les enfants se gavent, qui sont vendus en supermarchés ou magasins diététiques sous l'appellation usurpée de céréales.

Ces « flocons » sont réalisés à partir du grain de céréales chauffées et transformées en produits qui peuvent se conserver très longtemps. ***Le problème majeur est la perte totale des bons éléments vivants que contenaient les graines initiales*** *(vitamines du groupe B et vitamines E par exemple).*

Dans l'absolu, seules les céréales complètes intégrales biologiques, utilisées en farine fraîchement moulue (moins de dix jours dans l'idéal) ou en graines germées méritent de figurer dans un régime santé. L'usage de céréales type corn-flakes ou muesli cuits ou précuits apportent cependant des fibres, mais sans les bonnes vitamines.

Quelles céréales consommer ?

Concernant le choix des céréales, il faut privilégier **celles qui sont facilement métabolisables facilement par l'intestin** :
petit épeautre, millet, riz de toutes natures (basmati complet, rouge de Camargue, noir italien, complet rond ou long…).
On peut les utiliser d'une manière très saine et très vivante sous forme de céréales germées : avoine, seigle, orge, riz.
Par contre, il existe deux variétés faussement assimilées aux céréales : le sarrasin qui n'est pas une céréale, et la quinoa (de la famille de l'épinard).
Tous deux sont utilisables facilement car dépourvus de gluten et bien digestes.
L'amarante, l'épeautre, le kamuth sont d'utilisation possible si leur digestibilité est bonne – il faut les tester et vérifier qu'ils ne provoquent pas des excès de gaz ou des diarrhées.

Pourquoi est-il important de les prendre bio ?

Il va sans dire que si vous mangez des céréales complètes, il faut les prendre biologiques sans **pesticides,** ni produits chimiques (qui **se concentreraient dans l'enveloppe**) et il convient d'éviter également les céréales blutées, c'est-à-dire dont on a retiré l'enveloppe riche en vitamines B, A et E.

Le parcours du flocon de céréale

Étant organisme collecteur, la maison achète le grain en France (sauf le riz), puis le trie, le nettoie, le décortique, le monde ou le blute, le floconne, souffle ou extrude, l'agglomère et l'enrobe…
Source : Favrichon (bio)
Que peut-il rester de vivant après un tel parcours **?**

Quelles sont leurs vertus et leurs qualités ?

Certaines céréales possèdent des vertus plus particulières :

❖ **L'avoine** est riche en acides gras, en glucides, en sodium, magnésium, fer, calcium, phosphore. Elle lutte contre la fatigue nerveuse et musculaire. De plus, elle est laxative.

❖ **Le blé** est riche en phosphore, silice, glucides, protéines, vitamines A, B, C, E. C'est un bon reminéralisant et anti-anémique.

❖ **Le petit épeautre** est mieux assimilé par certaines personnes qui ne peuvent digérer totalement le blé. Il possède les mêmes propriétés que le blé.

❖ **Le millet** est très riche en vitamine A et silice.

❖ **L'orge** est riche en phosphore, fortifiant du système nerveux, favorise la bonne santé des os. Germé, l'orge contient la vit. B12.

❖ **Le sarrasin** (apparenté aux céréales) est riche en calcium, phosphore (3 fois plus que le blé), magnésium, potassium, vitamines B1, B2, B5, riche en lysine, arginine, histidine, cystéine, tryptophane, rutines, anthocyanes, il est ainsi protecteur des vaisseaux et lutte contre la diarrhée. Ne contient pas de gluten.

❖ **Le maïs** est riche en azote, en glucides, vitamines B et E, antioxydant et modérateur thyroïdien. Attention aux OGM.

❖ **Le riz** sans gluten est riche en protéines, glucides, vitamines B1, PP, constipant, pauvre en sodium.

***L**es céréales constituent-elles un petit-déjeuner de qualité ?*

Les céréales type petit-déjeuner sont constituées de flocons de maïs, mélangés à du sirop de glucose, du malt et de l'huile végétale (souvent hydrogénée), du miel, du chocolat.

Elles ne sont pas recommandables.

Idéalement, choisir des céréales biologiques crues, en flocons (ce qui est difficile à trouver, car les floconneuses chauffent actuellement les céréales et en modifient la digestibilité et surtout le contenu en vitamines B).

En tout état de cause, nous vous encourageons à choisir des céréales bio non contaminées par des pesticides.

***Q**uelles barres de céréales pour les enfants ?*
(goûter, petit-déjeuner)

Les barres de céréales contiennent beaucoup de sucres raffinés ou rapides, des céréales cuites et des autres composés à visée énergétique (fruits secs, amandes, oléagineux…).

Leur rôle est essentiellement calorique, mais leur trop grande quantité de sucres peut entraîner des risques d'hyperglycémie suivie d'une hypoglycémie réactionnelle.

Donc à conserver en cas d'efforts, randonnées. Elles ne doivent en aucun cas remplacer un repas.

Cf. le petit-déjeuner idéal, chap. « Coin des enfants et des mamans » p. 210.

Le maïs et les OGM

La norme européenne autorise 0,9 % d'OGM depuis 2003 dans les aliments. Cela implique que même en absence d'information stipulant leur présence, ils peuvent polluer notre alimentation. En particulier, sont concernés le maïs, le colza et le soja. En 1998, la France a été le premier pays européen à les cultiver.

voir www.vie-publique.fr

Et le riz, complet ou blanc ?

Le riz blanc a perdu toutes les vitamines contenues dans son enveloppe, il est constitué d'amidon. Le riz complet ou intégral contient vitamines B, A et E dans sa coque et son germe.
Donc **le riz complet est plus nutritif** et surtout **moins calorique** car plus riche en fibres. Pour profiter au maximum de ses richesses, il convient de varier les riz complets (basmati, rouge, sauvage, noir, etc.).

Et les pâtes, faut-il les choisir fraîches ou sèches, complètes ou blanches ?

Il y a trois variétés de blé différentes :

❖ **le blé ancien,**
en grain ou **petit épeautre**, que tout le monde peut digérer, sauf vraie allergie au gluten.

❖ **l'épeautre, le Kamut, l'amarante et le blé dur,**
80 % des gens le digèrent.

❖ **le blé tendre ou froment,**
seulement digéré par 60 % des gens, en raison d'une inadaptation des enzymes digestives de l'intestin grêle.

Les pâtes au blé dur sont supérieures aux pâtes au blé tendre.
Elles sont plus digestes.
Il faut différencier les pâtes aux œufs, riches en protéines mais parfois plus indigestes, les pâtes complètes réalisées avec du blé complet, contenant toutes les vitamines, mais dans ce cas n'utiliser que des pâtes biologiques sinon elles sont enrichies en pesticides.

Attention, les pâtes blanches sont quasiment de l'amidon pur donc un équivalent de sucres semi-rapides !
C'est d'ailleurs pour cela que les sportifs les utilisent pour leur côté énergétique (effet starter). Elles sont donc surtout riches en glucides et un peu en protides (bien que le séchage diminue la valeur biologique globale des pâtes, ainsi que leur teneur en vitamines du groupe B).

On parle beaucoup d'allergies au gluten, que se passe-t-il ?

Le gluten est une **substance protéique combinée avec l'amidon,** retrouvée dans les céréales (blé, seigle, orge, avoine).
Le métabolisme normal de ce gluten passe par un **travail enzymatique intestinal qui dégrade ce produit et en permet l'assimilation.** Dans le cas d'une hyperperméabilité de la muqueuse intestinale et d'une insuffisance génétique en enzymes, le gluten n'est plus dégradé et des parties (gliadines…) passent à travers les trous de cette muqueuse et sont ensuite reconnues comme des substances étrangères. Le système immunitaire se met alors à fabriquer des anticorps contre ces éléments du gluten. C'est le cas de la maladie cœliaque.
La prise en charge consiste à supprimer le gluten de l'alimentation et à traiter la trop grande perméabilité intestinale.

Qu'est-ce qu'un aliment bluté ?

Normalement la céréale comporte trois parties :

- **le centre** riche en amidon,
- **la coque (son) ou enveloppe** riche en vitamines du groupe B et en minéraux,
- le **germe** riche en vitamines E et B.

Lorsque ces céréales sont raffinées, blutées, c'est-à-dire que l'on a ôté l'enveloppe et le germe, ils ne contiennent plus que de l'amidon. C'est le cas de la farine blanche type 65, du riz blanc…

Pourquoi est-ce que c'est mauvais pour la santé ?

La disparition de ces éléments essentiels que sont l'enveloppe et le germe enlève une grande partie des qualités nutritives et de leur valeur à ces aliments. **Ils ne contiennent plus les minéraux et les vitamines nécessaires à leur métabolisme et sont plus vite métabolisés.** Le risque d'une consommation exclusive de ces farines et céréales blutées est d'entraîner un déficit en vitamines notamment B1 (détruite par la chaleur) et de favoriser un terrain hypoglycémique.

Quel pain consommer ?

Le pain complet bio de préférence est beaucoup plus riche en nutriments (vitamines, minéraux et oligo-éléments) que le pain blanc :

- 60% de calcium en plus,
- 50% de fer en plus,
- 50% de phosphore en plus,
- 65% de vitamine B2 en plus,
- 85% de vitamine PP (ou B3) en plus,
- et beaucoup plus de fibres

Un enfant devrait en consommer quotidiennement environ 100 à 150 g. et l'adulte 200 à 250 g.
Le pain complet facilite le transit, est anti-stress (apport de magnésium) nourrit les cellules (apport de Vit B2, essentielle au métabolisme cellulaire) et ses fibres ont le pouvoir de piéger le cholestérol. Il est important pour la santé d'en consommer régulièrement.

Le muesli du docteur Bircher...

Le muesli est une recette du Dr Bircher Benner, médecin zurichois qui en 1900 avait découvert la vertu d'un mélange de pomme crue (riche en enzymes de digestion), de céréales crues type flocons d'avoine et d'oléagineux (noix, noisettes), avec du lait. Ce petit-déjeuner utilisé par les bûcherons suisses et les montagnards permettait de lutter contre le froid et fournir suffisamment de calories pour affronter leur journée laborieuse.

Aujourd'hui, le muesli du commerce issu de la grande distribution ne contient ni les pommes, ni les céréales crues, mais contient des flocons de céréales cuites, des oléagineux et des fruits secs.
Compromis possible, bien que non idéal, ces mélanges, ajoutés à un yaourt bulgare maison, permettent de constituer un déjeuner glucido-lipidique (penser à ajouter un peu de pomme fraîche râpée, et quelques noix et amandes fraîches).

Du côté du Docteur Kousmine...

« La fameuse crème Budwig »

Le petit-déjeuner idéal pourrait être de mélanger des **céréales crues finement moulues, des oléagineux, de la pomme à du fromage blanc et de l'huile de première pression à froid bio** (noix, lin...)
C'est le début d'une recette plus globale, la fameuse crème Budwig découverte par Johanna Budwig, pharmacienne allemande, reprise et complétée par le docteur Catherine Kousmine en Suisse.

4 c.c. de fromage blanc 0 % de MG,
2 c.c. d'huile de noix ou de lin première pression à froid biologique
1/2 jus de citron
1/2 c.c. de miel
2 c.c. d'une sorte de céréale moulue (orge, avoine, millet, riz ou sarrasin...)
1 c.c. d'oléagineux (une seule variété à la fois : noix, noisette, amande, pignon, graines de courge ou de tournesol)
Une pomme râpée ou en morceaux
Une banane
D'autres fruits de saison en dehors des agrumes.

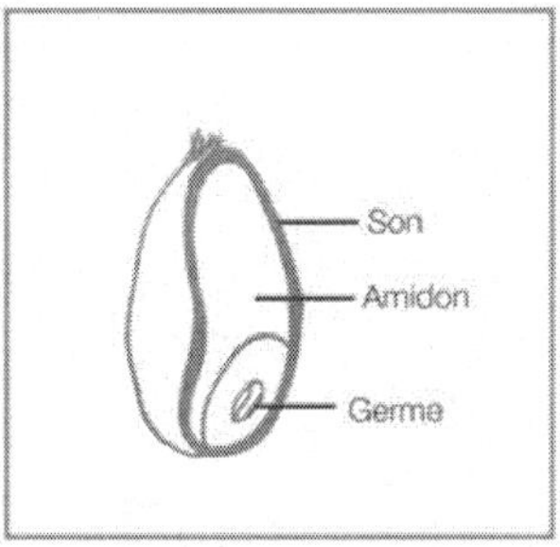

Graine de céréale
www.eufic.org

LES SUCRES

À SAVOIR ...
Le sucre, saveur la plus spontanément appréciée chez le petit enfant est à la fois source de plaisir et danger pour la santé.

*Le sucre est **indispensable à la vie des tissus et du cerveau.** Mais **pas n'importe quel sucre**. Les cellules se nourrissent de **glucose, seul sucre assimilable.***
Pour cela, la nature offre directement des produits qui en contiennent comme les fruits, les légumes. Seuls les aliments contenant des fibres associées au glucose permettent à celui-ci d'être assimilé de manière optimale. La présence de fibres permet de ne pas sécréter de manière brutale l'insuline et, donc de favoriser une pénétration lente et efficace du glucose dans les cellules, en épargnant les stocks de vitamines B et d'oligoéléments.
On parle de sucres simples ou de sucres complexes, ils ont des propriétés distinctes.

⚠

LES ÉDULCORANTS SONT DES LEURRES

Un édulcorant est un produit qui donne une douce saveur sucrée, n'apporte pas de calories, ne crée pas de caries.
Il en existe deux types : les **très intenses** (200 fois plus sucrés que le sucre, aspartame, acesulfame de potassium, sucralose) et les **édulcorants de charge** (sorbitol, xylitol, maltitol). Tous sont chimiques.
Ils ont des effets secondaires nombreux et des doses journalières à ne pas dépasser. Ils n'entraînent pas de sécrétion normale d'insuline et de ce fait, anesthésient la réaction pancréatique.

À éviter.

Quels sont les sucres simples et les sucres complexes ?

❖ **Les sucres simples :**

Glucose, fructose, saccharose, lactose, maltose, galactose.

Ils sont rapidement digérés, donc rapidement utilisables par l'organisme. Utiles en cas d'effort intense ou d'examen, on les trouve dans le sucre en poudre ou en morceaux, dans les friandises, dans les sodas, dans les pâtisseries, dans les fruits...

❖ **Les sucres complexes** :

Amidon, glycogène.

Ils sont composés de plusieurs molécules de sucres simples qui doivent être transformées. Leur assimilation est plus lente que celle des sucres simples, l'organisme ayant besoin de davantage de temps pour les digérer.

Ils sont à privilégier, dans les cas où l'on a besoin d'énergie sur un temps plus long (en hiver, ou lors d'efforts sportifs).

On les trouve dans les légumes secs, les pommes de terre, les pâtes, les céréales, le pain et certains fruits (bananes...).

Quels sucres donner à nos enfants ?

Tous les sucres raffinés, rapides ou simples comme le sirop de glucose créent une hypersécrétion d'insuline et une surconsommation des vitamines.

Ils sont donc préjudiciables à la santé.

À l'inverse, le sucre intégral de canne, réalisé en faisant simplement évaporer au soleil le jus de la canne à sucre, permet de sauvegarder des éléments fondamentaux favorisant l'absorption de ce glucose (fibres, chrome, vitamines B...).

Il faut favoriser l'utilisation des sucres non raffinés.

Les sucres favorisent-ils les caries ?

Le message du Dr Max Henri Béguin, dans son ouvrage *Mon enfant aura de bonnes dents* est clair :
« Le raffinage des aliments, du sucre et des farines est la cause de la carie dentaire. En nourrissant leurs enfants dès la naissance avec des aliments naturels, non raffinés, qui ont conservé les sels minéraux et les vitamines, les mères leur assurent des dents saines sans caries ».

Dans le cas du sucre blanc qui est obtenu à partir du jus de canne ou de betterave, il va au cours de son processus de transformation être neutralisé, chauffé, décoloré, filtré, puis recoloré (on obtient alors des cristaux de saccharose).
C'est pourquoi l'organisme va devoir puiser dans ses réserves minérales pour assimiler ce sucre raffiné, lui-même dépourvu de ses vitamines, minéraux et oligoéléments.
On sait aujourd'hui qu'une consommation excessive de sucre est l'une des principales causes de l'acidification, de l'ostéoporose et de la carie dentaire.
Le fluor permet de diminuer le risque de caries externes de moitié, mais non celui de caries internes.
À forte dose, il est toxique, créant une fluorose irréversible (coloration de l'émail dentaire) et ceci à des doses physiologiques (1 mg/jour). En conclusion, cette supplémentation n'est pas nécessaire, les sels de mer en contiennent naturellement.

LE SUCRE, SOURCE D'ADDICTION...

La consommation de sucre stimule les zones du cerveau associées à la récompense et au plaisir.
Le sucre est le principal carburant du cerveau.
Quand il y a une petite baisse de sucre dans l'organisme, c'est d'abord le cerveau qui en réclame...

Comment reconnaître un sucre complet intégral ?

Le sucre intégral est pourvu de sa mélasse et il est bénéfique à la santé.

Attention !

Certains sucres « roux » ne sont que des sucres blancs colorés.

Ces sucres-là sont très proches du sucre blanc industriel et n'apportent rien de plus qu'un sucre blanc.

Le sucre de canne complet est un jus de canne à sucre déshydraté selon des méthodes traditionnelles (cuisson lente du jus dans des jarres en terre et dessiccation de la masse qui donne un résidu parfumé et goûteux : le sucre intégral). C'est un suc complet, n'ayant subi **aucune transformation ni raffinage** et il conserve tous les **sels minéraux, vitamines et acides aminés de la canne à sucre.** Haute teneur en minéraux. C'est un vrai aliment à la saveur incomparable.

Le sucre de canne intégral type RAPADURA (aussi appelé Muscovado) est meilleur pour une santé globale, non seulement dentaire mais osseuse. Il peut être intégré dans les yaourts, les gâteaux et les desserts maisons.

Le miel, un produit vivant

Il évolue et gagne à être consommé rapidement, ses enzymes, essences aromatiques et levures naturelles sont fragiles et diminuent au fil du temps. **Choisir une essence de plante plutôt qu'un miel « toutes fleurs »,** pour profiter des vertus de la plante (tilleul calmant, romarin digestif, sapin pulmonaire, châtaigner réchauffant...)

En 2007, 70 % des ruches ont vu disparaître leurs occupantes.
Source : WWF

Le miel est une source de nutriments de qualité, s'il est produit en respectant la physiologie des abeilles, car il contient alors un équilibre en fructose et glucose, ce qui en fait une source de sucres de bonne qualité. **Si les abeilles sont nourries avec de la mélasse,** autrement dit du sucre (saccharose), ce saccharose passe dans le miel et celui-ci contient alors une grande part de sucre raffiné. Il n'est donc plus une source de santé. **Par ailleurs, il convient de privilégier les miels naturels sans usage d'antibiotiques,** qui sont parfois utilisés pour traiter les abeilles parasitées (en 2002 : l'INRA avait répertorié 70 % des miels français qui étaient pollués par des traces d'antibiotiques.)

Quels sont les différents types de sucre ?

❖ Le miel

C'est un aliment très concentré, riche en énergie et relativement pur. Fabriqué par les abeilles à partir du nectar des fleurs. Il est composé à plus de 80 % de glucides, une faible quantité de potassium et représente une source alimentaire d'antioxydants, surtout de flavonoïdes. Il contient deux sucres simples (fructose et glucose) facilement et directement assimilés par le corps.

Le stevia ?
Cette feuille verte provient d'Amérique du Sud...

300 fois plus sucrante que la saccharose, sans calorie, meilleure que l'aspartame.

Elle a un léger goût de réglisse.

Utilisée depuis des siècles en Amérique latine, la phytothérapie traditionnelle la considère comme un hypoglycémiant, hypotenseur, diurétique et cardiotonique.

Attention : mis à part les miels d'acacia et de sapin qui restent liquides sans avoir été chauffés, **tous les miels cristallisent** après leur mise en pot. Un miel liquide (hors acacia et sapin) est un miel chauffé et il a perdu toutes ses vitamines.

❖ Le fructose ou sucre de fruits.

C'est un sucre simple qui se comporte comme un sucre lent. Son pouvoir sucrant est supérieur à celui du sucre blanc. On a donc intérêt à l'utiliser de façon modérée.

❖ Le sirop d'érable venu du Canada

Il faut quarante litres de sève d'érable pour produire un litre de sirop. C'est un sucre naturel très concentré à fort pouvoir sucrant et avec un arôme très doux. Il doit être bouilli, ce qui lui retire une grande partie de ses vitamines.

❖ Les sirops d'agave, de blé, de riz, de malt, de datte, de palme...

Ils contiennent essentiellement du fructose (68 %), certes quelques minéraux et et oligoéléments mais ils sont dépourvus de chrome (indispensable au sucre), de fibres (qui permettent de réduire la vitesse d'absorption du sucre dans le sang) et de vit. B (diminution de l'épuisement de l'organisme).

Les sirops doivent rester des plaisirs ponctuels...

❖ **Nouveau : la stévia, la révolution alimentaire ?**
C'est un édulcorant au même titre que l'aspartame.
Appelée *Stevia rebaudiana*, elle provient de la famille des Astéracées ou Composées. Cultivée originellement au Paraguay, très utilisée depuis longtemps au Japon, elle se présente sous forme de feuilles séchées ou de poudre verte colorant étrangement les aliments et au goût légèrement réglissé. Son pouvoir sucrant est élevé. Comme la stévia ne contient ni saccharose, ni glucose, ni fructose, c'est un leurre. Elle donne au système nerveux l'information du goût sucré sans en apporter le bénéfice.
Attention, vigilance : là encore des dosettes de poudre de sucre stévia blanc ont été mises au point, mais elles ne comportent que 2 % de stévia et sont constituées d'adjuvants (cellulose, amidon de maïs, agents de saveur...).
La majorité des **nouveaux produits à base de stévia** sont basés sur des extraits hautement raffinés de la plante (stéviol) et les risques associés ne sont **pas encore maîtrisés.**

Y a-t-il des sucres meilleurs que d'autres ?

Tous les sucres contiennent **4 calories par gramme** (16 calories par cuillère à thé).
Qu'ils soient présents à l'état naturel dans un aliment ou qu'ils y aient été rajoutés, ils auront la **même valeur nutritive et demanderont à votre organisme un travail de métabolisation.**
Il est préférable d'éviter tous les aliments ayant une grande part de sucres ajoutés et de **choisir** des aliments dans lesquels le **sucre est naturellement présent** – ce qui est le cas des fruits (fructose), des légumes (glucose) et du lait (lactose). En effet, les sucres que renferment ces aliments sont accompagnés de beaucoup d'autres vitamines et minéraux. Et les fibres des fruits et légumes en ralentissent le temps de digestion.

Le miel, des vertus prébiotiques
Il favorise l'activité et la viabilité des bifidobactéries et des lactobacilles de la microflore intestinale. Il contient des bactéries importantes pour une bonne santé.

Il est aussi source d'antioxydants
(flavonoïdes) interagissant dans la neutralisation des radicaux libres du corps.

Le miel est utilisé dans les centres de grand brûlés.
Le miel est utilisé dans le traitement des plaies depuis la plus haute antiquité. Il a une vertu antiseptique et apaise les brûlures. L'inhibine est le produit actif accélérant la cicatrisation.

LES HUILES

CONSEIL D'EXPERT
« L' huile alimentaire est utilisée depuis toujours. Les premières matières grasses utilisées par l'homme provenaient de la graisse fondue des animaux »

Les huiles de première pression à froid contiennent des acides gras indispensables à l'élaboration des membranes de nos cellules, notamment du cerveau et des tissus nerveux, et à la synthèse de dérivés anti-inflammatoires et anti-allergiques.
En cas d'absence, l'organisme ne peut synthétiser ces substances et il essaie de modifier les autres graisses comme le cholestérol, ce qui aggrave le risque des maladies cardiovasculaires et allergiques.
Elles se composent essentiellement de lipides (acides gras saturés, mono-insaturés et surtout polyinsaturés).

Les huiles sont des composants majeurs de l'énergie du corps humain, car elles fournissent des calories en quantité importante, plus du double des calories fournies par les glucides.
Alors que les protéines et les glucides fournissent quatre calories par gramme, les lipides fournissent neuf calories.

Elles sont la seule source végétale d'acides gras polyinsaturés que l'organisme est incapable de fabriquer et qu'il doit puiser quotidiennement dans l'alimentation.

Quels sont les différents types d'huile ?

Il en existe de nombreuses sortes, elles ont plusieurs origines :

❖ **Les fruits**

Huiles d'olive, de palme, de noix, de noisette, de pépins de raisin, d'amande douce.

❖ **Les céréales**

Huile de maïs, de germe de blé.

❖ **Les légumineuses**

Huile de soja, d'arachide.

❖ **Les graines**

Huile de tournesol, de colza, de courge, de lin.

Quels sont leurs apports nutritionnels ?

Elles véhiculent les vit. A, D, K, E et acides gras poly-insaturés dans l'organisme (oméga-3 et 6).
Leurs apports varient d'une huile à l'autre, c'est pourquoi on recommande de les combiner.

❖ **Les huiles de colza et de noix** sont particulièrement riches en oméga-3 et 6. Deux cuillères à soupe suffisent à couvrir les besoins journaliers.

❖ **L'huile de tournesol** est très riche en vit. E (comme l'huile de pépins de raisin) et oméga-6.

❖ **L'huile d'olive** est riche en antioxydants (vit. E, acides gras mono-insaturés et polyphénols), mais aucun oméga-3 et peu d'oméga-6 (7%).

❖ **L'huile de germe de blé** est la plus riche en vit. E, acides gras insaturés et phytostérols.

Comment les conserver et les utiliser ?

En règle générale, les huiles doivent ***être déposées sur les aliments froids,*** *en évitant le plus possible le contact avec des aliments tièdes ou chauds.*

Elles se conservent une fois ouvertes uniquement au réfrigérateur, *à l'exception de l'huile d'olive qui fige.*

L'huile craint la chaleur et la lumière...

ALTERNATIVES PRODUITS COMPLÉMENTAIRES

Ces nutriments indispensables peuvent être apportés sous forme de compléments alimentaires.

Laboratoire Nutergia : *Bioléine (Ergyonagre au Benelux), Ergyline, Ergy 3, Synerbiol.*

ou

Laboratoire Phytobiolab : *Bionagre, Oeumine 3,*

Jaldès : *Eltéans*

Les huiles, une mine d'acides gras

Pourquoi il faut mélanger les huiles de table...

Leurs apports varient de l'une à l'autre :

❖ **Oméga-3**

Huile de lin (55 %), de cameline (40 %), de chanvre (17 %), de noix (14 %), colza (9 %), germe de blé (6 %).

❖ **Oméga-6**

Huile d'onagre (80 %), de carthame (78 %), de pépins de raisin (70 %), de tournesol (64 %), de chanvre (60 %), de noix (59 %), de germe de blé (56 %), de bourrache (55 %), de soja (55 %), de pépins de courge (53 %), de sésame (42 %), d'arachide (36 %), d'argan (33 %), de colza (19 %), de noisettes (9 %).

❖ **Oméga-9**

Huile de noisette (81 %), d'olive (76 %), de colza (64 %), d'argan (46 %), d'arachide (44 %), de sésame (41 %), de noix (18 %), de pépins de courges (28 %), de bourrache (24 %), de soja (22 %), de pépins de raisin (17 %).

En résumé :

❖ L'huile **la plus équilibrée** en 3 sortes d'oméga :
L'huile de Colza.

❖ Les huiles **les plus riches en oméga-3** :
Les huiles de lin, de cameline.

❖ L'huile **la plus riche en oméga-6** :
Huile de tournesol, de carthame, de noix.

❖ L'huile **la plus riche en vit. E** :
L'huile de germe de blé.

ATTENTION : ***Tout ceci n'est vrai que pour les huiles de première pression à froid, bio, en bouteilles de verre opaque.***

❤❤❤

La vitamine E... Puissant antioxydant

Elle protège les cellules des attaques des radicaux libres, prévenant ainsi leur vieillissement, favorise vraisemblablement la réparation de l'ADN et permettrait de prévenir les cancers.

Et le régime crétois ?

L'huile d'olive est connue de tout temps pour sa qualité, sa spécificité de protection et de prévention des maladies cardiovasculaires.

Le régime méditerranéen apportait déjà une quantité d'huile d'olive conséquente. Cependant, il faut se rappeler que c'est la consommation de légumes et de peu de viande associée à cette présence d'huile d'olive qui contribuait à une nette réduction des maladies cardiovasculaires.

Les Crétois étaient un peuple qui consommait non seulement de l'huile olive, mais aussi et surtout des légumes, des fruits, du ***pourpier*** *et une* ***petite quantité d'escargots riches en acides gras*** *de longue chaîne très protecteurs. Ils consommaient aussi des grandes quantités de* ***poissons des mers froides****, à l'identique des Esquimaux du Groenland.*

C'est cet équilibre global qui leur apportait cette santé particulière.

L'huile d'olive...

La meilleure huile d'olive doit être biologique, **extra-vierge,** de première pression à froid (taux d'acidité <1 %), éventuellement vierge première pression à froid (taux d'acidité entre 1 et 2 %) mais pas pure (car deuxième pression à chaud et raffinée).

Sa richesse en pulpe fera toute la différence, plus elle est trouble et riche en pulpe, plus elle est intéressante pour la santé.
Elle peut être chauffée jusque 140 °C.
C'est la seule qui soit utilisable à chaud et n'a pas besoin d'être conservée au réfrigérateur.

Et l'huile de germe de blé...

C'est une huile fruitée, de couleur jaune orangé et de texture épaisse et onctueuse, très goûteuse.

Constituée à 82 % d'acides gras insaturés (oméga-6 surtout et quelques oméga-3 et 9).

En plus de ses **capacités antioxydantes et anticancérigènes, elle a des effets bénéfiques sur la peau** (régénérant les peaux sèches ou irritées, favorisant la cicatrisation, elle prévient et traite les vergetures). Elle soigne brûlures et engelures.

La préférer en bouteille opaque et la conserver au frigo.

Et comment les choisir ?

Leur qualité nutritionnelle varie en fonction de leur origine et de leur mode de fabrication :

Il faut les choisir

- ***Vierges***
- ***De première pression à froid***
- *De préférence,* **de fabrication artisanale et traditionnelle**
- *Si elles sont de fabrication industrielle ...*

Les raffinages successifs ont abîmé leur qualité nutritionnelle innée, les pulpes sont parties, l'utilisation de solvant laisse des traces. Si elles sont stables et se conservent sans limite, elles ont aussi perdu quelques vertus et ont un goût uniforme.

- **Les choisir BIO, non raffinées.**

(Car les engrais et pesticides se concentrent dans la partie lipidique de l'aliment et se retrouvent dans votre assiette.)

En résumé :

Huile vierge de première pression à froid
(simplement pressée mécaniquement, température inf. à 60°, sans solvant, ni produit chimique, ni chauffage...).

Huile vierge biologique première pression à froid
(la même que la précédente, mais les graines et fruits proviennent de l'agriculture biologique).

À LIRE...

« Le Bonheur est dans les huiles »
Hélène Lemaire

Éliminer les mauvaises graisses...

Où se cachent-elles ?

Les acides gras saturés et les acides gras trans
font augmenter les taux sanguins de LDL oxydé (« mauvais cholestérol ») tout en abaissant les taux de HDL (« bon cholestérol »).

❖ Les acides gras saturés

Ils agissent directement sur l'augmentation du taux de cholestérol. (Les huiles de palme et de noix de coco sont riches d'acides gras saturés).

❖ Les acides gras trans

Ce sont des graisses cachées qui accroissent les risques cardiovasculaires.

Elles se cachent en petites quantités et à l'état naturel dans les produits laitiers, le bœuf et l'agneau. Mais elles sont aussi obtenues en industrie par la technique d'hydrogénation de l'huile. Cette méthode consiste à ajouter de l'hydrogène en convertissant ainsi chimiquement les huiles liquides en gras solide ou semi-solide. On les appelle huiles hydrogénées...

Elles permettent de produire des textures fondantes et des saveurs alléchantes et elles allongent la durée de vie des produits dans lesquels elles sont incluses. Peu coûteuses, elles sont à éviter absolument.

✔ **Regardez attentivement les étiquettes.**

On les trouve dans les pâtisseries industrielles, les biscuits, les aliments frits et les huiles hydrogénées.

Favoriser les « bonnes graisses... »

Inviter à sa table :

❖ Les acides gras mono-insaturés

Ils sont composés d'acides gras oméga-9.
Dans les huiles d'olive, de colza (ou canola), d'arachide, de noisette et l'avocat.
On estime qu'ils ont la faculté de maintenir le taux du bon cholestérol et de faire diminuer celui du mauvais.
Ils contribuent ainsi à protéger le système cardiovasculaire.

❖ Les acides gras polyinsaturés

Ils sont composés d'acides gras oméga-3.
Les huiles de lin, de noix, de carthame, de colza, de sésame, de soja... Ces huiles doivent surtout être consommées froides.
Les oméga-3 résistent plutôt mal à la chaleur qui leur fait perdre leurs propriétés. Elles diminuent les risques de thrombose, régulent la sérotonine (agissant contre la dépression) et soulagent les maladies inflammatoires chroniques (arthrite, arthrose, rhumatismes).

...et d'acides gras oméga-6 végétaux
Les huiles de tournesol, de carthame, de noix...
Ils réduisent les risques des maladies inflammatoires, cardiovasculaires et allergiques.

✔ Attention, seuls les oméga-6 d'origine végétale de première pression à froid ont ces propriétés (ceux des fromages et des viandes ont des effets opposés).

Marques d'huiles de qualité *achetées en magasin diététique :*

Émile Noel
Vigean
Bio planète
Provence Régime

1 - les huiles de première pression à froid

Graines biologiques
↓
Pressage lent
↓
Décantation lente sur papier ou tissu
↓
*Extraction **30 % des corps gras** de la graine.*
Le reste (70 %) destiné aux tourteaux pour les animaux.

2 - les huiles pressées à chaud

Graines + eau, chauffées à 160 à 200°C, désodorisées, décolorées
↓
Filtrage sur terre, argile, charbon
↓
Hydrogénation partielle (nickel + haute pression)
↓
*Extraction **70 % des corps gras** de la graine.*
Le reste (30 %) destiné aux tourteaux pour les animaux.

3 - les huiles pressées à froid, <u>raffinées</u>

Graines + solvant (Hexane...), désodorisées, décolorées
↓
Filtrage sur terre, argile, charbon
↓
Hydrogénation partielle (nickel + haute pression)
↓
*Extraction **100 % des corps gras** de la graine.*
0 % destiné aux tourteaux pour les animaux.

1 - les huiles de première pression à froid biologiques

☞

Toujours biologiques, respectant les bons acides gras polyinsaturés, nécessaires non seulement à la santé humaine, mais aussi à la santé des animaux destinés à la consommation.

Conservation fragile, car produit vivant et hautement oxydable.

Les seules utiles.

2 - les huiles pressées à chaud

☞

Avantages pour le fabricant : 40 % de production en plus.
Conservation illimitée (facilite le stockage).

Inconvénients pour le consommateur :
Destruction des acides gras polyinsaturés, produit devient identique à une graisse animale, traces de produits chimiques.

Inconvénient pour le bétail :
Diminution des bons acides gras retrouvés dans la viande.

3 - les huiles pressées à froid, raffinées

☞

Avantages pour le fabricant : 70 % de production en plus.
Conservation illimitée (facilite le stockage).

Inconvénients pour le consommateur :
Destruction totale des acides gras polyinsaturés, toxicité sur le plan cardiovasculaire.

Inconvénient pour le bétail :
Absence d'acides gras nécessaires au cerveau (vache folle).

Et l'huile de palme, en quoi est-elle dangereuse ?

L'huile de palme est surtout de la graisse saturée solide (45 % à 100 % de graisses saturées), en dépit de sa richesse en vit. E. C'est comme nous l'avons vu plus haut un acide gras trans saturé, néfaste pour le système cardiovasculaire et il faut l'éviter.
Comme tous les gras trans, les gras saturés contribuent à augmenter le mauvais cholestérol. Ils sont généralement solides à température ambiante.
Bien que quelques marques aient commencé à la retirer de leurs fabrications, on la trouve encore dans les produits de boulangerie industriels et les aliments qui contiennent du gras et de l'huile de palme (ou de coco).

Une autre polémique à son sujet concerne son impact écologique :
L'enjeu est le déboisement de grandes étendues de forêt équatoriale en Asie du Sud-Est et de quantités importantes d'émissions de dioxyde de carbone rejetées dans l'atmosphère – et on évoque de plus en plus la disparition des grands singes. À cause de son succès industriel foudroyant accentué par les nombreuses aides accordées aux producteurs, sa production a explosé et s'est faite au détriment des forêts primaires en entraînant une déforestation intensive.

En résumé, comment devrait s'équilibrer une journée entre toutes ces familles d'aliments ?

On parle depuis longtemps de **pyramides alimentaires**, c'est-à-dire d'un équilibre à organiser au cours d'une journée entre plusieurs familles alimentaires.

Il en existe plusieurs et chaque pays peut la faire évoluer en fonction de sa culture propre, mais on peut résumer ainsi une bonne source de santé globale...

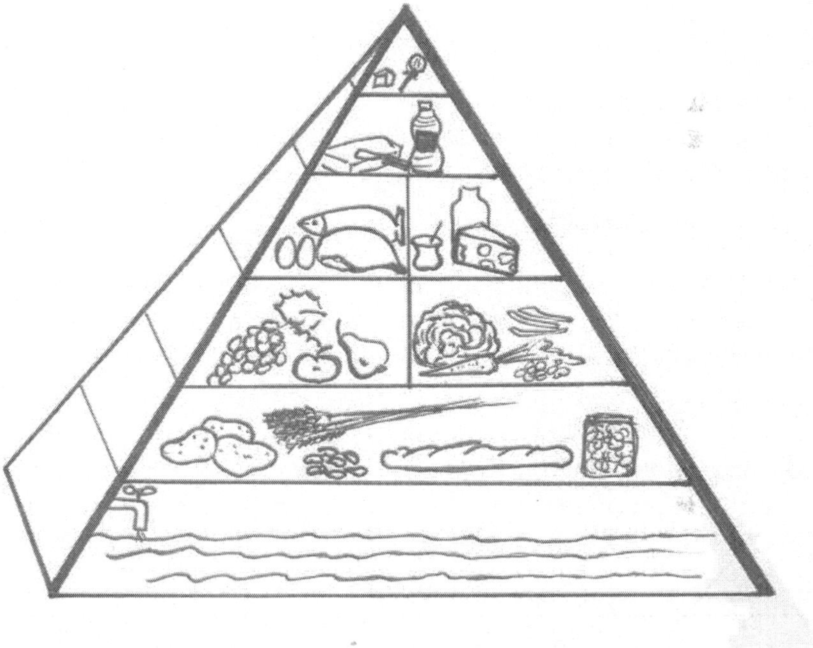

Source : Programme national nutrition santé

Un bémol à apporter, trop de produits laitiers de qualité nutritionnelle médiocre, à cause de leur mauvaise digestibilité...

LES CONDIMENTS

CONSEIL D'EXPERT
Ail, oignons, échalotes, herbes et huiles aromatiques sont des facteurs de goût, de plaisir et de santé. Au-delà des quelques classiques bien connus, il y a une mine d'herbes à redécouvrir.

On ne donnera jamais assez d'importance à la présentation des aliments transformés.

Les phénomènes de la digestion commencent dès que le regard se porte sur l'aliment, puis vient la perception de l'odeur, et enfin le contact gustatif avec les papilles linguales et le palais. Ce facteur organoleptique, animateur des fonctions psychosensorielles, fait appel aux arômes.

Les aromates participent ainsi à la digestion, à l'entretien de la santé intestinale, stimulent les glandes endocrines, salivaires et hépatiques.

La caractéristique de ces aromates est leur contenu en huiles essentielles volatiles et/ou dérivés soufrés. Celles-la sont aussi concentrées dans la peau des fruits.

Les condiments, comment les utiliser ?

Les épices et aromates sont des substances aromatiques d'origine végétale sans valeur calorique.

❖ **Dans les salades et crudités**

Ail, ciboulette, fenouil, cerfeuil, persil, sauge, sarriette, estragon, échalote, moutarde, bourrache, origan.

❖ **Dans les plats cuits**

Ail, câpres, cumin, girofle, persil, cerfeuil, safran, laurier, sauge, romarin, thym, échalote, oignon, muscade, raifort, serpolet, basilic...

❖ **Dans les pâtisseries**

Vanille, cannelle, anis, gingembre, carvi, angélique, cumin...
Pour mieux digérer pain et fromage, en Alsace par exemple, le cumin est ajouté, évitant les fermentations.

En pratique, ne les ajouter qu'en fin de cuisson, afin de préserver leurs principes actifs fragiles.
Le persil favorise la circulation, de même que **l'ail et l'oignon**, stimulant la motricité gastrique.

Les huiles essentielles en cuisine ?

Elles ont extrêmement puissantes et doivent être maniées avec précaution. Elles permettent en hiver de remplacer les aromates frais qui ont disparu des jardins. Elles sont plus intéressantes que les arômes artificiels.
Pensez-y pour les gâteaux, les mousses au chocolat, les salades de fruits (citron, orange amère, orange, etc.).
Les acheter biologiques, parce qu'elles sont de véritables concentrés.

Comment les conserver et les utiliser ?

Les préférer bio *(sans pesticides),* ***fraîches*** *(préserve leur richesse en vitamines et micro nutriments ainsi que leur saveur).*

Elles sont fragiles et supportent très mal la chaleur, qui détruit leurs arômes.

Donc éviter la cuisson. *Sauf pour l'ail, l'oignon, l'échalote, le thym, l'oseille, le romarin, etc.*

Les herbes gagnent à être consommées crues, fraîches. *L'ail et l'oignon crus sont encore plus efficaces pour leurs vertus santé.*

Quelles sont les vertus des condiments ?

Ils sont utiles à la digestion et à la stimulation des glandes endocrines. Ils ont également un effet antiseptique permettant de réduire le risque de toxi-infection alimentaire.

Enfin, ils laissent un souvenir impérissable, frappant la mémoire et tous les organes des sens, comme le font les parfums corporels ou de la maison.

Que dire des épices ?

Ce sont les piments, paprika, poivres, caroube, colombo, quinquina, cola, coriandre, bergamote, safran, curcuma, cardamome, clou de girofle, réglisse, anis étoilé, gingembre, genièvre, fenugrec… ou des mélanges (massala, curry, kama, ras-el-hanout, harissa, baghar, zhatar libanais, schichimito-garashi japonais, sambal, tabasco, tadka).

Ils ne devraient pas être utilisés au quotidien mais agrémenter – à très faibles doses – certains plats exotiques, faisant ainsi varier les menus. Ils sont à réserver aux grands enfants.

Une exception tout de même pour le **curcuma**, qui peut être incorporé dans les plats chauds traditionnels mais aussi les pâtes à tarte (pour les tartes salées : quiches…).

Et les algues, la richesse venue de la mer ?

Brunes, vertes, jaunes, bleues, les algues ont une exceptionnelle richesse en **sels minéraux et vitamines** (10 à 20 fois plus que les aliments terrestres) et en protéines.

Elles sont aussi riches en **mucilage** pour le transit.

Comme aliment, complément alimentaire ou en assaisonnement, on les trouve fraîches, déshydratées, en salaison, ou congelées.

Attention, la surchauffe détruit une grande partie de leurs constituants.

Quelques trésors des jardins

Le pourpier, l'ortie, le pissenlit sont des mines de nutriments.

Pourpier : *(calcium, fer, potassium, magnésium, vit. A, B1, C, sels minéraux).*

Ortie : *(vitamines et minéraux) très bonne pour le système immunitaire.*

Pissenlit : *(antioxydants, fer, calcium…).*

☞ *Le pourpier était une des bases du régime crétois.*

Attention

Les condiments sont actuellement remplacés dans l'alimentation industrielle par des **dérivés chimiques** comme **des arômes de synthèse ou des exhausteurs de goût** :
MSG ou **glutamate monosodique E62** (que l'on trouve dans les ingrédients **sous les dénominations « extrait de levure » ou « protéine végétale hydrolysée** »).

Le glutamate monosodique, administré à des rats à leur naissance, les rend systématiquement obèses.

Le glutamate a un effet particulièrement pervers : il permet le passage à travers la porosité intestinale d'aliments ou de bactéries favorisant ainsi le développement de maladies auto-immunes et allergiques. Si vous avez un **enfant à risque d'allergie**, évitez tout ce qui contient du glutamate.
Lisez bien les étiquettes.

Le coin des enfants
C'est le moment d'impliquer les petits...
Leur confectionner une petite jardinière, sur le balcon, dans la cuisine, au jardin ou sur la terrasse.
Leur faire cultiver et pousser quelques herbes...
S.V.T. et saveur au menu !

Les herbes et condiments : une mine de santé

Pourquoi il faut les inviter quotidiennement à sa table...

Ces herbes aromatiques ont des vertus médicinales.

❖ **Persil**

Très riche en vit. C (1 c. à s. apporte 20 % des besoins quotidiens), vit. B9 et E, en calcium, en fer, et bêta-carotène.

Il a des vertus digestives, carminatives, antiseptiques, toniques, stimulantes, diurétiques...

❖ **Basilic**

Autre concentré de bêta-carotène et de vit. C, riche en fer, magnésium, potassium et en calcium.

Digestif, stimulant, anti-infectieux et légèrement sédatif et antispasmodique.

❖ **Romarin**

Riche en antioxydant, il apaise le foie et agit sur la nervosité.

❖ **Thym**

Concentré de minéraux, vitamines, fer, micronutriments, c'est un antioxydant et un antiseptique digestif et respiratoire puissant.

❖ **Estragon**

Plante apéritive, stomachique et diurétique, peut remplacer le sel dans les régimes hyposodés.

❖ **Coriandre (fraîche ou sèche en graines)**

Riche en carotène et polyphénols, elle est antibactérienne et digestive.

❖ **Cumin ou carvi**

Riche en huiles essentielles, même efficacité que la coriandre.

❖ **Anis**
Contient des fibres, minéraux et essences végétales, il facilite la digestion et élimine les ballonnements.

❖ **Aneth**
En infusion, l'aneth permet de bien digérer.

❖ **Ciboulette**
La plus petite de la famille de l'oignon. Elle a des propriétés diurétiques, expectorantes. Elle fait baisser la glycémie.

❖ **Cerfeuil**
Riche en vitamine C. Propriétés apéritives et stimulantes. Conseillé en cas d'hypertension.

❖ **Marjolaine**
Les personnes nerveuses pourront en abuser. Elle est hypotensive, antiseptique et elle soulage les douleurs.

❖ **Ail**
Il contient des substance soufrées, des minéraux et oligoéléments (zinc). L'ail est exceptionnel grâce à sa présence de soufre qui lui confère ce goût si puissant : antibactérien, fluidifiant sanguin, anti-cholestérol, antioxydant, régulateur de la tension artérielle.

❖ **Oignon et échalote**
Même famille que l'ail, goût intense, considérés comme de véritables condiments anticancer. Apportent des fibres, de la vit. C, du sélénium, du carotène, concentrés d'antioxydants avec les mêmes vertus que l'ail. Ce sont aussi des draineurs rénaux et digestifs.
Pour mieux les digérer, il faut les passer quelques minutes à la vapeur ou retirer le germe de l'ail.

LES ARÔMES

> CONSEIL D'EXPERT
> *Ici sont traités uniquement des arômes qui sont utilisés dans l'alimentation courante industrielle.*

Ce sont des additifs alimentaires, des substances ajoutées intentionnellement aux denrées alimentaires pour remplir certaines fonctions technologiques, par exemple pour colorer, sucrer ou conserver.

Les additifs alimentaires sont définis dans la législation communautaire comme « toute substance habituellement non consommée comme aliment en soi et habituellement non utilisée comme ingrédient caractéristique dans l'alimentation, possédant ou non une valeur nutritive, et dont l'adjonction intentionnelle aux denrées alimentaires, dans un but technologique [...] a pour effet [...] qu'elle devient elle-même, ou que ses dérivés deviennent, directement ou indirectement, un composant de ces denrées alimentaires. »
La législation communautaire sur les additifs alimentaires est basée sur le principe que seuls les additifs qui sont explicitement autorisés peuvent être utilisés. La plupart des additifs ne peuvent être utilisés que dans des quantités limitées dans certaines denrées alimentaires.
Source : www.ec.europa.eu/food

Histoires de vanille

100 kg de crème glacée vanille : c'est 78 € de vanille naturelle en gousse ou 4€ de vanilline de synthèse ou encore 0,4 € d'ethyl vanilline...

Faites les comptes...

Savoir se repérer

La directive de la CEE permet de différencier dans les arômes cinq catégories :

❖ **arômes naturels issus des fruits et des animaux** : obtenus par des méthodes physiques, microbiologiques ou enzymatiques à partir de matière première végétale ou animale (90 % de cette matière retrouvée dans l'arôme). Attention au terme « arôme naturel goût vanille, fraise…», la source n'est pas dans ce cas uniquement extraite de vanille ou de fraise…

❖ **arômes identiques naturels** : composés de substances aromatiques identiques au naturel mais obtenues par synthèse !!!... Vanilline.

❖ **arômes artificiels** : molécules chimiques ayant une valeur aromatique mais non retrouvée dans la nature (éthylvanilline).

❖ **arômes de transformation** : arômes de Maillard utilisés dans l'élaboration des jambons, nuggets, burgers, biscuits, snacks salés…, ce sont des arômes artificiels qui miment l'odeur et le goût, c'est-à-dire crème brûlée, caramélisée…
Sur les emballages, seul figure le terme « arôme ».

❖ **arômes de fumée** : combustion de bois, récupération de fumée pour sauces barbecue, chips goût fumé…

Sur le plan législatif, les additifs alimentaires ne peuvent être autorisés que si :

❖ Il y a une nécessité technologique de les utiliser,
❖ Ils n'induisent pas le consommateur en erreur,
❖ Ils ne présentent aucun risque pour la santé du consommateur.

Dans une alimentation vivante, de santé, il convient de les éviter au maximum. Comme les édulcorants, ce sont des leurres.

L'EAU ET AUTRES BOISSONS

CONSEIL D'EXPERT

L'eau est le principal constituant des êtres vivants et représente environ 60 % de notre poids. Elle est nécessaire à la vie de nos cellules et permet la circulation du sang.

Presque tous les aliments qui existent contiennent de l'eau et nous apportent environ la moitié de ce dont nous avons besoin par jour.

C'est pourquoi l'on recommande de boire souvent, de préférence de petites quantités.
Mais laquelle boire ?
Minérale, de source, en bouteille plastique, du robinet, les eaux osmosées, les cruches filtrantes ?

Le problème de l'eau est plus qu'actuel, non seulement quant au risque de pénurie sur la planète mais surtout quant à sa qualité.
L'homme ne peut vivre sans eau. Le nourrisson est constitué à 75 % d'eau. Elle est présente à 70 % chez l'enfant, 60 % chez l'homme adulte et 55 % chez la femme adulte.

Cette forte dépendance du nourrisson par rapport à l'eau explique le grand risque de déshydratation.

Quelle eau utiliser ?

Il n'y a pas de réponse toute faite, idéale à cette question.

L'eau en bouteille est une eau morte par rapport aux eaux minérales sortant du griffon (source).

L'eau du robinet est vivante mais trop chargée en nitrates, chlore, résidus de médicaments, d'hormones, de pesticides, de métaux lourds... L'eau des villes est trop souvent rendue impropre à la consommation en raison du taux de chlore utilisé, qui augmente le taux d'acidité des cellules.

L'eau osmosée est filtrée sans résidu donc non toxique, mais morte là encore.

Lorsque l'eau est douteuse, ajouter de l'argile, remuer et laisser décanter. Les impuretés sont retenues par l'argile.

Il faut faire le moins pire possible. Pour cela, il faut être conscient des limites des outils utilisés (carafes filtrantes, eaux embouteillées).

Une eau de source peu minéralisée est très bien pour agir en tant que drainage des toxines et hydratation (Mont Roucous, Rosée de la Reine...).

Attention aux bouteilles en plastique

Prenez garde aux phtalènes des bouteilles en plastique, qui, lorsqu'on les réutilise, se transfèrent dans les boissons et l'organisme.

Ne jamais laisser les bouteilles en plastique au soleil...

L'eau est en effet le constituant principal de nos cellules.
Après l'oxygène, c'est l'eau dont l'être humain a le plus besoin.

C'est un important agent chimique de transformations :

❖ **elle transporte** les nutriments vers les cellules et les tissus en fonction de leurs besoins,

❖ **elle nettoie** en transportant les déchets vers les émonctoires (reins, foie, peau, poumons),

❖ **elle empêche la surchauffe du corps** (grâce à la thermolyse),

❖ **elle est un amortisseur contre les chocs** (constituant majeur des cartilages, de la peau, du collagène, mais aussi du liquide amniotique qui protège le futur bébé des chocs...),

❖ **elle protège aussi les organes délicats** comme le système nerveux (cerveau, oreille interne...).

À quel rythme et quelles quantités faut-il boire chaque jour ?

Il convient de boire de préférence **avant les repas** afin d'hydrater et de **ne pas diluer les sucs digestifs,** ce qui se produit si l'on boit pendant ou après le repas.

Une alimentation à prédominance végétale incite peu à boire au cours des repas.

La quantité d'eau à boire dans la journée devrait être autour d'un litre, au moins, et à adapter en fonction de la température extérieure, de l'exercice physique fourni...

Comptabilisée dans cette quantité d'eau, une infusion (thym, menthe, romarin, camomille...) ou une **boisson chaude en fin de repas permettent une bonne digestion.**

Pour drainer les déchets provenant de la dégradation des aliments et du fonctionnement des organes, il convient d'introduire dans notre corps des liquides non organiques.

En effet, l'eau des végétaux est un liquide organique, aussi faut-il pour s'hydrater et drainer recourir à d'autres liquides : **eau, infusions...**

Si l'organisme humain peut supporter sans mourir de perdre 50 % de protéines, 90 % de graisses et de sucres, il ne peut supporter de perdre plus de 20 % de son contenu en eau...

Les sodas ?

Les soft-drinks sont constitués **d'eau, de sucre (10 %), de gaz carbonique, d'aromates de synthèse, de conservateurs et de colorants**...

Ils augmentent la quantité de sucres rapides de l'organisme donc le risque d'obésité, d'insulino-résistance et de syndrome hypoglycémique.

Enfin, attention aux phosphates contenus dans ces boissons qui sont en partie **responsables du syndrome des enfants hyperactifs et des troubles de l'attention** (voir phosphates et hyperactivité, chap. Viandes p. 70).

Les colas contiennent

❖ 12 % de sucre,

❖ de l'acide phosphorique,

❖ de l'acide citrique,

❖ de la caféine (37 à 46 mg par boîte de 0,33 l soit d'un tiers à la moitié de la dose d'un expresso), qui mobilise les réserves en sucre de l'organisme, les épuise et crée ainsi une hypoglycémie, avec en plus la non-conscience d'un état de fatigue ou de surmenage.

Les boissons light ?

Elles ont pour but de réduire l'apport calorique. Pour cela, les édulcorants sont utilisés (aspartame, acésulfame de potassium...), qui ont comme **inconvénient principal de leurrer notre métabolisme**, ils apportent un goût très sucré (200 fois supérieurs au sucre blanc) sans faire monter les taux de sucre dans le sang, et donc sans entraîner la réaction normale de fabrication de l'insuline par le pancréas.

Mais comme l'enfant ou le jeune ne consomment pas que des édulcorants, toute prise de produits d'aliments sucrés naturellement, fait monter le sucre dans le sang sans stimuler la sécrétion d'insuline.

Résultat : risque de diabète ou de pré-diabète élevé...

Conclusion : les produits light sont à éviter à tout prix.

Les jus de fruits du commerce et autres smoothies ?

Les jus de fruits et smoothies sont en général **pasteurisés, ce qui détruit les vitamines** qu'ils contenaient, notamment la vitamine C.

Ils sont **réalisés à partir de concentrés de jus,** réfrigérés, pasteurisés, puis dégelés, dilués à l'eau et sucrés et corrigés en degré d'acidité, éventuellement avec **ajouts de colorants d'arômes de synthèse, vitamine C synthétique.**

Les jus biologiques 100 % fruits seront de toute façon pasteurisés.

Mais ils sont préférables aux sodas.

Idéalement, il conviendrait de boire des jus maison, réalisés à la centrifugeuse, à l'extracteur de jus.

Le saviez-vous ?

On trouve de l'eau dans la plupart des aliments que nous mangeons...
Sauf dans le sucre (100 % glucide) et dans l'huile (100 % lipide) !

❖ Les légumes verts en contiennent	de 85 à 95 %
❖ Le lait	87 %
❖ Les fruits frais	80 à 90 %
❖ Les fromages frais	75 à 85 %
❖ La pomme de terre	78 %
❖ La banane	75 %
❖ Les œufs	75 %
❖ Les viandes et poissons	50 à 80 %
❖ Les fromages à pâte molle	50 %
❖ Les fromages à pâte dure	35 %
❖ Le pain	34 %
❖ Les fruits secs	20 %
❖ Le beurre, la margarine	16 %
❖ Les légumes secs	12 %

La moitié de l'eau nécessaire est donc apportée par les aliments.
Le reste l'est par les boissons. Le choix est grand.

La bière, une boisson non écologique
Cultures de houblon traitées de 12 à 14 fois par an, avec 15 pesticides différents.

Sur le plan nutritionnel, les **aliments riches en eau** sont **moins denses en énergie** et souvent **pauvres en graisses**. À l'inverse, les aliments **pauvres en eau**, à volume égal, sont généralement plus **riches en énergie**.

Les excitants, les thés et les cafés ?

Toutes ces substances ne sont en aucun cas nécessaires à la santé de l'enfant ou du jeune.
Elles stimulent le système nerveux en **masquant les signes de fatigue** et favorisent le surmenage.
Qui dit surmenage, dit **carences en vitamines B et oligoéléments** (magnésium, cobalt, lithium...).

À quel âge peut-on commencer à leur en donner ?

On peut envisager l'usage de **thé vert** dès l'âge de 12 ans, à petite dose le matin.

Les boissons énergisantes ?

Elles sont inutiles, dangereuses et ne permettent pas d'améliorer quoi que ce soit. Elles **peuvent créer une dépendance.**

Le concept d'« eau virtuelle »
Pour produire un kilo de blé, il faut environ 1 000 litres d'eau.
Pour un kilo de viande, il en faut de 5 à 10 fois plus.
Source : cap-science.net

LES MODES DE CUISSON

Cette phase ultime de préparation n'est pas sans incidence sur la conservation ou la destruction des nutriments.

Le soin apporté à améliorer la qualité des aliments (culture biologique, produits frais...) peut être très compromis par la préparation, notamment la cuisson entraînant destruction et dénaturation des micronutriments, comme les vitamines.
De nombreux auteurs se sont penchés sur ces modes de cuisson, depuis Maillard, Simoneton, Van Egmont-Florian, Kousmine, Seignalet...
Des données chiffrées ou qualitatives notamment avec la pratique de cristallisations sensibles ont permis de montrer l'impact de ces cuissons.
En 1963, les scientifiques reconnurent que tous les conseils formulés pour une alimentation saine restaient le plus souvent vains si l'on ne parvenait pas à changer d'une manière décisive les traditions de la cuisine.

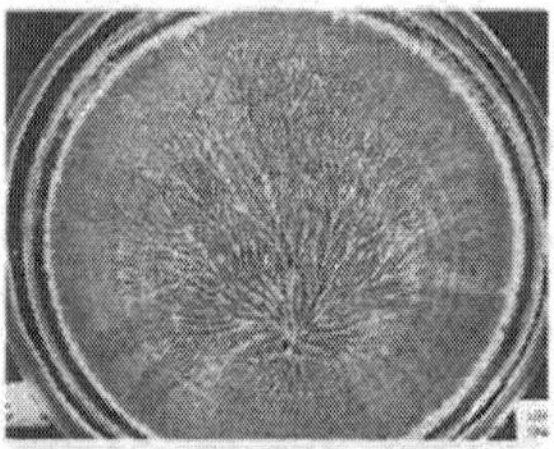

Aliment cuit vapeur

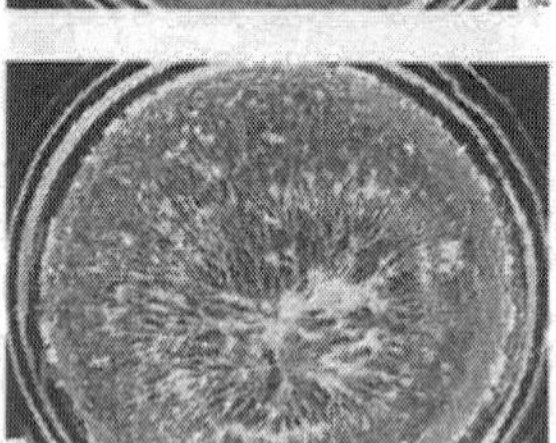

Aliment cuit micro-onde

Les cristallisations sensibles démontrent que le même aliment perd sa structure régulière selon la cuisson et se désorganise, ce qui rend son assimilation plus difficile et limite d'autant son utilisation par l'organisme.

Effets de la cuisson sur les nutriments

❖ **Sucres et protéines** (corps de Maillard)

Dès 1916, Maillard a identifié les effets de la caramélisation (glycation) sur le corps humain :

Lors de la cuisson, il se crée un **lien entre les sucres et les protéines** qui perdent leur individualité pour caraméliser et créer une nouvelle structure appelée « corps de Maillard ».

Ces dérivés ne franchissent pas la barrière intestinale sauf en cas d'intestin anormalement hyper perméable. Donc consommer ces produits n'est dangereux qu'en cas de maladies du tube digestif.

(D'où l'intérêt de rechercher cette pathologie avant d'autoriser la consommation de produits brunis – pains, crème brûlée, pâtisseries maison.)

❖ **Vitamines et oligoéléments**

Plus la cuisson est longue et à haute température, plus la destruction est importante :

- ☞ 50°C = destruction d'une partie du capital enzymatique contenu dans les aliments (diastases),
- ☞ 60°C = destruction de la vit. C,
- ☞ 100°C = précipitation des sels minéraux, rendus non assimilables,
- ☞ 110°C = destruction de toutes les vitamines.

❖ **Corps gras**

Au-delà d'une certaine température, les corps gras forment des composés toxiques (acroléine...) qui sont cancérigènes.

Températures à ne pas dépasser :

- ☞ Beurre : 130°C,
- ☞ Margarines : 140°C,
- ☞ Huiles de tournesol, sésame, carthame : 140-160°C,
- ☞ Huile de palme, coprah : 180°C,
- ☞ Huile d'olive et arachide : 210°C.

Seules sont à retenir pour la cuisson l'huile d'olive et d'arachide ; le saindoux résiste à 210°C mais il est hypersaturé.

Les modes de cuisson à éviter…

Cocotte-Minute ou autoclave

Les effets se mesurent grâce au test de « leucocytose digestive » : en suivant l'évolution des globules blancs (GB) dans le sang, en fin de repas, on découvre l'impact de la cuisson :

- ☞ *Normalement : nous avons 5 000 à 7 000 GB ;*
- ☞ *Après avoir mangé des légumes crus et fruits crus : 5 000 à 7 000 GB*
- ☞ *Après avoir consommé des légumes cuits vapeur : 10 à 12 000 GB*
- ☞ *Après légumes cuits à l'autoclave : 20 à 30 000 GB et cela rapidement !*

Donc seuls les aliments crus ou cuits sans excès n'agressent pas l'organisme. *Aussi débuter le repas par des crudités temporise l'agression des autres aliments cuits, à condition de ne pas utiliser l'autoclave.*

Grillades, barbecue, fumage :

Formation d'hydrocarbures polycycliques, benzopyrène, responsables de cancers digestifs en Baltique et au Japon où ces modes de cuisson étaient très répandus.

Micro-ondes :

Proche des radars, ondes d'hyper fréquence, énergie électromagnétique provoquent une ***agitation moléculaire intense, d'où échauffement et cuisson de l'intérieur.***

Un aliment cuit ainsi est un aliment ***dévitalisé****, à structure très modifiée, agressif pour l'organisme. Les molécules de l'aliment sont agitées 2 450 milliards de fois en une seconde !*

Les tests de cristallisation sensible montrent une désorganisation totale de l'énergie vitale de l'aliment.

Destruction des vitamines C et B, des protéines, notamment de la méthionine, de la proline, oxydation des lipides contenus dans les aliments, mais aussi formation de radicaux libres dans le corps humain, suite à la consommation rapide d'aliments cuits au micro-ondes.

Les modes de cuisson à privilégier...

Batterie de casserole AMC, Baumstal

Cuire sans matières grasses, à l'étouffée, sans ajout d'eau pour préserver tous les nutriments oligoéléments et vitamines ; l'ustensile de cuisson parfait existe.

Double fond accutherm (2 couches d'acier inox, pour une conductibilité optimale, répartition de la chaleur et emmagasinement de la chaleur), l'aliment mouillé placé dans le récipient étanche permet de dégager de la vapeur. Cette vapeur monte et se dépose sous le couvercle où elle se condense avant de retomber sur l'aliment en fines gouttelettes. ***Cuisson à température < à 95°C.***

Avantages :

☞ *Cuisson sans eau, ni matières grasses ;*

☞ *Goût naturel des aliments : arôme, couleur, texture ;*

☞ *Vitamines hydrosolubles en partie conservées ;*

☞ *Sels minéraux non dilués dans l'eau ou la vapeur, donc réduction du sel à ajouter ;*

☞ *Economie de temps et d'énergie ;*

☞ *Rôtissage sans graisse, ce qui réduit le nombre de calories.*

Idéale pour petits pois, carottes, endives, champignons, poissons et fruits de mer, fruits.

Cuit-vapeur (type vitaliseur)

Permet une ***cuisson vapeur voisine de 100°C****, le liquide versé dans le bas du récipient de cuisson froid, dégage de la vapeur une fois que le récipient est posé sur le feu et fermé. En montant, la vapeur enrobe et pénètre les aliments disposés sur le séparateur-légumier.*

☞ *Mêmes avantages mais ne respecte pas les textures.*

Cependant, aliments moins détrempés que lors d'une cuisson à l'eau.

Intérêt pour les poissons, blancs de poulet, crevettes, coquilles Saint-Jacques, betteraves, tomates, oignons...

Les modes de cuisson à privilégier...

Cuisson à l'eau

Frémissante à 95°C ou classique >100°C

Appauvrissant les aliments en sels minéraux, vitamines et arômes.

Utile pour légumes secs, sinon à éviter.

Cuisson sautée sans matières grasses ou wok

Mode de cuisson très rapide, la perte de vitamines n'avoisine que 25 %, ***conserve le caractère croquant des légumes.***

Papillotes

Cuisson à l'étouffée, sans apport de graisses dans du papier sulfurisé ou des feuilles de vigne ou de bananier, de figuier...

Éviter l'aluminium, silicone encore à l'étude...

Cuisson au four

Il faut en régler la température et placer une petite tasse d'eau pour apporter l'humidité et éviter le dessèchement.

« Plus la pièce est grosse plus la température peut être basse »

Quand cela est possible éviter de dépasser 150°C.

Permet aussi des cuissons longues à basse température (90°C à 100°C). Viandes, poissons, légumes...

Cuisson à la plancha

Par rapport au BBQ, la plancha élimine la production de substances cancérigènes issues des graisses carbonisées. Mais cuire les aliments à + de 120° n'est pas aussi sain qu'on pourrait le croire.

Badigeonner d'un minimum d'huile et mariner les aliments *avant de les cuire pour éviter de les brûler.*

Tableau de bord alimentaire selon les âges

Tableau de bord alimentaire pour chaque âge

Les transformations physiques et physiologiques qui marquent l'enfance et l'adolescence ont une très importante contrepartie en termes d'équilibre alimentaire et nutritionnel.
Voici une série de conseils diététiques simples et raisonnables pour accompagner le développement de l'enfant après la première année.

☛ Alimentation de l'enfant de 1 à 3 ans

❖ **L'accroissement en poids et en taille** est considérable : on passe de 10 à 15 kg et de 74 à 95 cm.

❖ **Les besoins caloriques** sont de l'ordre de 1 200 kcal/jour à l'âge de 1 an.

❖ **Les besoins en protéines** doivent représenter 12 à 15 % de l'AET (Apport énergétique total) soit 2 g/kg/j.

❖ **La répartition est la suivante :**

- **Petit-déjeuner** : 25 % de l'AET
- **Déjeuner** : 30 % de l'AET
- **Goûter** : 15 % de l'AET
- **Dîner** : 30 % de l'AET

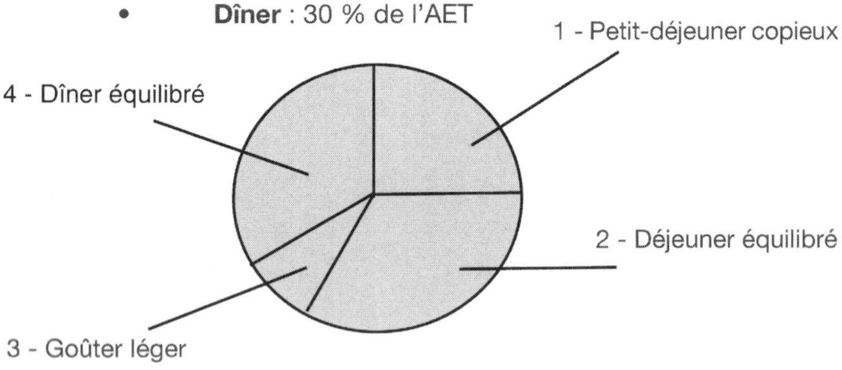

Il est important de diversifier les repas
pour stimuler le goût de l'enfant et assurer un bon équilibre nutritionnel.

☛ Choix des aliments de l'enfant de 1 à 3 ans

❖ **Lait et produits laitiers**

Le lait doit rester l'aliment privilégié de la ration du tout-petit. On conseille une ration quotidienne de 500 ml de lait, nature ou en préparation culinaire et une portion de fromage (25 g). On peut remplacer ces aliments par des **équivalents en calcium** (autres produits laitiers). Il est néanmoins important, s'il n'y a pas d'intolérance particulière, que l'enfant continue à boire du lait pur ou aromatisé, sinon le système digestif ne sécrète plus de lactase et le lait sera mal supporté. **Le problème est la qualité du lait et des dérivés (cru, non homogénéisé, bien transformé...).**

❖ **Viandes, poissons, œufs**

On conseille une consommation de **viandes maigres, du poisson. Les œufs** seront incorporés à des préparations ou consommés à la coque (1 par semaine). Il faut éviter les préparations trop riches en matières grasses (viandes en sauces...), on préfère les modes de cuisson au **grill, à la poêle avec un peu d'huile d'olive, en rôti, en papillote...**

❖ **Céréales, pain, féculents**

Au petit-déjeuner, on peut donner des **céréales : pain complet, galettes de riz, de sarrasin, de muesli de qualité.** On commence à donner des pâtes à potage, puis du riz bien cuit. L'enfant doit manger du **pain complet** régulièrement. Les pommes de terre sont à la base de la plupart des potages et des purées de légumes. On les donne toujours **cuites à l'eau ou à la vapeur**, mais jamais frites ou sautées.

❖ **Fruits et légumes**

Les légumes peuvent être donnés **en crudités ou bien cuits.** Ils seront cuits à la **vapeur**, assaisonnés de beurre frais ou de crème ou cuisinés en gratin. **Les fruits** seront choisis **bien mûrs,** les **fruits secs et oléagineux** seront introduits en purée ou en poudre dans les mets.

On évitera certains aliments ou modes de cuisson :

– les fritures, les pâtisseries et les confiseries en excès ;
– les plats en sauce, les boissons sucrées, excitantes, alcoolisées.

☛ Alimentation de l'enfant de 3 à 6 ans

À partir de 3 ans (entrée en maternelle), l'enfant a une alimentation diversifiée, il peut supporter les aliments les plus variés puisque son système enzymatique et dentaire est pratiquement complet.

❖ **L'accroissement en poids et en taille** est considérable : on passe entre 4 ans et 6 ans de 15 kg à 20 kg et de 95 cm à 1,12 m.

❖ **Les besoins caloriques** sont de l'ordre de 1 600 kcal/jour à 1 700 kcal/jour.

❖ **Les besoins en protéines** doivent représenter 12 à 15 % de l'AET (Apport énergétique total) soit 2 g/kg/j.

❖ **La répartition reste identique :**

- **Petit-déjeuner** : 25 % de l'AET
- **Déjeuner** : 30 % de l'AET
- **Goûter** : 15 % de l'AET
- **Dîner** : 30 % de l'AET

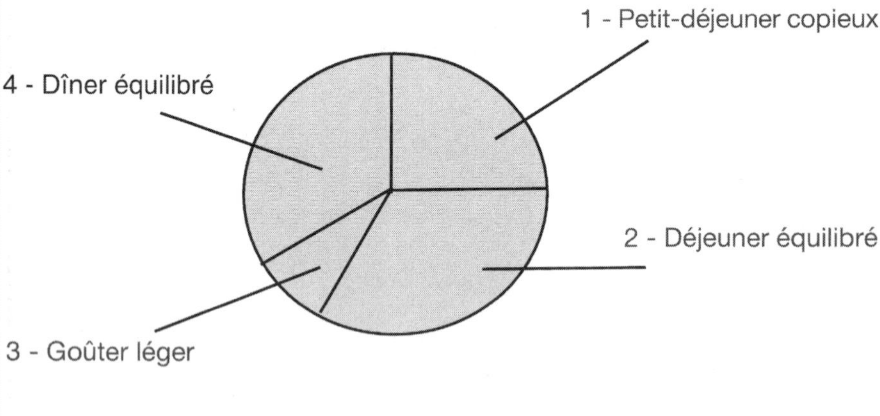

☛ Alimentation de l'enfant de 7 à 15 ans

❖ **L'accroissement en poids et en taille est considérable.**

❖ **Les besoins caloriques** sont de l'ordre de :

- **1 700 kcal/jour** pour les 7 à 9 ans ;
- **1 950 kcal/jour** pour les filles de 10/12 ans ;
- **2 190 kcal/jour** pour les garçons de 10/12 ans.

❖ **Les besoins en protéines** doivent représenter 12 à 15 % de l'AET (Apport énergétique total).

❖ **Les besoins** sont quasi identiques à ceux de l'adulte : à 10 ans, un enfant a à peu près les mêmes besoins que sa mère.

❖ **La répartition reste identique :**

- **Petit-déjeuner** : 25 % de l'AET
- **Déjeuner** : 30 % de l'AET
- **Goûter** : 15 % de l'AET
- **Dîner** : 30 % de l'AET

☛ Principales erreurs nutritionnelles

Beaucoup d'enquêtes sur l'alimentation en âge scolaire
ont révélé les mêmes erreurs :

❖ **Couverture correcte en protéines**
mais absence de protéines végétales, avec exclusivement des protéines animales.

❖ **Excès de lipides**
surconsommation de charcuterie, viandes grasses, viandes en sauce, produits industriels (raviolis, friands...) ou viennoiseries à la place du pain.

❖ **Excès de sucres à absorption rapide**
(biscuits, boissons sucrées) au détriment des féculents.

❖ **Mauvaise répartition dans la journée**
avec prédominance des déjeuners et des goûters.

Chaque jour, il faudrait apporter :

❖ **200 ml de lait végétal ou animal** de qualité.

❖ **1 portion de fromage** de qualité.

❖ **du pain complet**, qui apporte l'énergie et évite de grignoter des produits sucrés. (La quantité quotidienne de pain devrait avoisiner les 200 g pour un enfant de 10 ans.)

☛ Les rythmes alimentaires

Les enfants doivent avoir quatre repas par jour :

❖ **Petit-déjeuner**

C'est un repas important, il doit être copieux afin d'éviter les hypoglycémies de la matinée et pour éviter que l'enfant ne se rue à midi sur les aliments trop énergétiques.

- un produit laitier (végétal ou animal),
- un féculent,
- une boisson,
- éventuellement une crudité.

❖ **Déjeuner et dîner**

Ce sont les deux repas principaux de la journée, ils doivent apporter une **alimentation variée**. Tous les **groupes d'aliments sont présents** afin d'assurer un bon apport en nutriments principaux, vitamines et minéraux et permettre de développer le goût de l'enfant.

❖ **Goûter**

Veiller à ce que ce repas **ne soit pas composé essentiellement de sucres simples**. On peut conseiller un apport de pain avec purée d'oléagineux, des fruits…

Grignotages à éviter

Il est bon d'habituer les enfants à manger suffisamment aux repas et de bien respecter les rythmes alimentaires afin d'éviter les grignotages qui sont souvent riches en sucres raffinés et en matières grasses.

☛ La journée type

Si on se base sur une certaine **chronobiologie**, les secrétions digestives suivent un rythme circadien (24 H) particulier :
Les lipides sont dégradés préférentiellement le matin sous l'action des lipases pancréatiques et comme ils apportent le plus de calories (9kcal/g), ils sont énergétiques.
Les protéines subissent les protéases à midi.
Le foie met en réserve les sucres lents sous forme de glycogène le soir, la nuit.

❖ Petit-déjeuner (lipides)

Purée d'amande, de sésame, de noisette sur du pain complet ou de petit épeautre ou des galettes de sarrasin ou de riz.
Ou chez l'enfant plus grand ou l'adolescent : fromage de chèvre frais ou de brebis, jambon cru de qualité (Bellota) et/ou œuf coque de qualité.
Ou des amandes, des noix, des noisettes. Ou du poisson (saumon, sardines…).

❖ Déjeuner (protéines)

Une salade verte en entrée.
Une viande ou un poisson ou des crustacés ou des fruits de mer avec des légumes.
Une part de fromage de qualité (si pas pris le matin).
Ou une part de tarte ou gâteau maison.

❖ Dîner (glucides lents ou complexes)

Une soupe de légumes faite maison.
Une association céréales et légumineuses.
Un fruit cuit ou une compote maison.

CHAPITRE 3

Les idées reçues du marketing alimentaire. Vers une alimentation responsable

« Tous nos produits alimentaires sont altérés pour en faciliter l'écoulement. Notre époque sera appelée "l'âge de la falsification", comme les premières époques de l'humanité ont reçu les noms d'"âge de pierre", d'"âge de bronze" en fonction du caractère de leur production. »
Paul Lafargue (1842-1911)

C'est l'époque de l'apprenti sorcier...

Produits allégés, huiles liquides devenues solides, produits enrichis, aliments modifiés présentant des allégations santé...

Le marché du contrôle du poids, de la prévention et de la beauté s'est engouffré dans cette niche, qui était anecdotique à ses débuts et maintenant envahit nos magasins d'alimentation, même les rayons biologiques.

Qu'en penser ?

Les prix affichés justifient-ils que l'on fasse quelques sacrifices ?
Sont-ils utiles à nos enfants ?

Des métiers purs et durs ont été créés exprès pour répondre, voire anticiper cette demande, les artisans disparaissent, les petits producteurs meurent les uns après les autres.

Quel est notre libre arbitre ?
Comment résister à ces mouvements ?
La concentration extrême des groupes agroalimentaires liés à la chimie et à la pharmacie ne permet plus des alternatives de qualité, des chemins plus simples et plus sains, ou simplement plus naturels vers une alimentation responsable.

Et que sait-on des effets retard de l'administration ?

Sachant que le développement du nourrisson est contrôlé par des hormones sensibles à la nutrition, que penser des tonnes de pesticides, phtalates, herbicides, antibiotiques qui modulent – par les dérivés qu'ils produisent lors de la digestion – les propres sécrétions hormonales de l'enfant ?

Connaissant l'extrême sensibilité des enfants à l'univers séduisant de la télévision, sa perte de contact avec la nature et le temps passé devant l'ordinateur, comment ne pas comprendre que leur esprits, leurs goûts sont déjà formatés ?

Nous vivons dans une société schizophrène.

LES MYTHES DU MARKETING ALIMENTAIRE

CONSEIL D'EXPERT

« Douter de tout ou tout croire, ce sont les deux solutions également commodes qui l'une et l'autre nous dispensent de réfléchir. »

Henri Poincaré

La surabondance de l'offre principalement alimentaire, en particulier dans la grande distribution, transforme le simple moment des courses en un parcours du combattant.

Décrypter et comprendre les produits alimentaires, trier les produits, les marques, pour bien choisir, comprendre la structure des prix nécessite de passer un temps infini à étudier emballages, prix au kilo, au litre et décoder les messages qui y sont apposés par les marketeurs.
Cela exige de nous des niveaux d'informations impossibles à maîtriser.

À en croire les publicitaires, nous sommes au cœur de leurs pensées ; en fait, c'est notre argent qui les intéresse...

Comment les pouvoirs publics peuvent-ils laisser l'agroalimentaire faire de tels bénéfices sur le dos des citoyens et de leur santé ?
Et comment faire pression pour éviter les effets retard d'une accélération sans précédent des développements agrochimiques ?

Le scandale de l'amiante a mis des décennies à être reconnu. Combien de temps faudra-t-il pour enrayer les abus agroalimentaires que de plus en plus de spécialistes dénoncent ?

Les alicaments

⚠

Des œufs enrichis en oméga-3... On marche sur la tête.
Au lieu de stimuler la consommation des huiles et poissons gras naturellement riches en oméga-3, on enrichit des aliments qui en sont normalement dépourvus !

Définition :

C'est le parfait mariage du marketing, du publicitaire et de la chimie. Associant aliment et médicament, ce mot indique des produits censés réduire les risques ou prévenir l'apparition de certaines pathologies. On les appelle aussi aliments fonctionnels.
C'est le cas des **margarines enrichies en oméga-3**, des aliments améliorant le transit intestinal (bifidus), des **laits enrichis en probiotiques.**
Ils ont fait l'objet d'études menées par l'industrie alimentaire, nettement moins sérieuses que celles effectuées sur les médicaments. On peut douter de leur intérêt lorsque l'on regarde de près leur composition, notamment la liste de leurs ingrédients.
Il est totalement illogique que l'industriel prenne comme support de bons acides gras (oméga-3) des margarines issues de la transformation de graisses saturées, de même, des produits concentrés lactés très sucrés comme supports de souches probiotiques...

☛ **Il est préférable d'utiliser directement les oméga-3** (poissons gras, sardines) ou **les probiotiques** que de telles associations peu diététiques.

Est-ce que ça soigne ?

Ce qu'ils apportent d'un côté, ils le perdent de l'autre.
Un seul exemple, les petites bouteilles de yaourts liquides, qui sont des laits fermentés, sucrés, enrichis en probiotiques pour augmenter les défenses immunitaires, ont des effets pervers.
Ils se caractérisent par un apport excessif de sucres, d'édulcorants, d'arômes non naturels.

☛ **Décryptons-les ensemble :**

❖ **Produit X nature sucré** : lait fermenté sucré à boire.
❖ **Produit X fraise** : lait fermenté sucré aromatisé à boire, goût fraise (arôme artificiel).
❖ **Produit X nature 0 % mat. gr. allégé en sucre** : boisson lactée fermentée aromatisée, avec édulcorants. (leurres)
❖ **Produit X ananas 0 % mat. gr. allégé en sucre** : boisson lactée fermentée goût ananas, avec édulcorants (arômes artificiels et leurres).
❖ **Produit X fruits rouges 0 % mat. gr. allégé en sucre** : boisson lactée fermentée goût fruits rouges, avec édulcorants (arômes artificiels et leurres).

Si l'on se focalise sur la composition exacte : exemple, la forme 0 %, elle est composée de :
lait écrémé, lait écrémé reconstitué, fibres, dextrose, pectine, ferments du yaourt et lactobacillus casei, édulcorants aspartame et acésulfame de potassium, arômes artificiels.
Par rapport à un yaourt classique, **la faible teneur en protéines fait que les calories du produit se déposent toutes dans les tissus adipeux** alors que les calories d'un yaourt nature normal servent à fabriquer de la masse musculaire.
Éliminant la matière grasse, ces produits n'éliminent pas le sucre...!!!!
D'où le risque d'obésité, faussement imputé aux souches des probiotiques...

Les compléments alimentaires chez l'enfant

Consommer des compléments alimentaires, est-ce utile, est-ce indispensable ?

Les seuls apports de protéines, glucides, lipides ne permettent pas de maintenir en vie un organisme humain.

☛ **L'organisme a besoin de vitamines, oligoéléments…**

Or l'alimentation industrielle, la culture intensive des fruits et légumes, l'élevage intensif non respectueux de l'animal et de ses besoins élémentaires, entraînent non seulement une surcharge de notre organisme en produits toxiques (pesticides, herbicides, antibiotiques, hormones…), mais aussi des carences en ces vitamines et oligoéléments indispensables.

Aussi l'idée d'une supplémentation sous forme de gélules, de liquides contenant ces vitamines et oligoéléments est-elle née ?

Si l'enfant consomme des légumes frais biologiques, des fruits frais biologiques cueillis mûrs sur l'arbre, des poissons et des viandes de qualité, des œufs de qualité, des céréales complètes germées, il ne devrait en aucun cas avoir besoin de compléments.

Or en réalité, la cantine scolaire, les emplois du temps parentaux font que cela est utopique ; **dans ce cas, il est indispensable de supplémenter avec de bons compléments alimentaires naturels l'alimentation de votre enfant.**

Pour ce faire, le spécialiste en micronutrition fera un bilan de carences et indiquera les compléments à utiliser (probiotiques, vitamines, minéraux, oligoéléments, extraits végétaux…).

La durée d'utilisation dépendra des besoins et des résultats.

Les compléments alimentaires ont le vent en poupe,
même chez les plus jeunes.
12 % des enfants entre 3 et 17 ans en ont consommé
au moins une fois au cours des 12 derniers mois.
Source AFSSA

Que penser des automédications ?

Le merchandising sophistiqué, sans cesse renouvelé des pharmacies, est une incitation permanente à consommer, de la vit. C, des compléments alimentaires et autres automédications.

☛ **En avons-nous besoin...?**

Le mauvais usage de ces compléments alimentaires peut entraîner des perturbations inutiles.
Avant de prendre quoi que ce soit, il faut s'assurer que les produits sont bien absorbés et utilisés par l'organisme.

Si l'on consomme simultanément des compléments alimentaires et des aliments enrichis en vitamines et minéraux (biscuits, céréales, laits...), les apports conseillés, voire les doses maximales tolérables par l'organisme peuvent être dépassés.

☛ **Exemple des diurétiques chez les adolescentes pour maigrir :**

Composés de plantes, reine-des-prés, queue de cerise, pissenlit, donnent la sensation de « dégonfler ».
Mais attention à ne pas y habituer les reins qui peuvent devenir « paresseux » lorsqu'ils ne sont plus stimulés.

Quand on pense avoir besoin de compléments alimentaires à long terme, du fait d'une alimentation carencée ou de besoins particuliers (régime végétarien, pratique sportive intense), **il faut prendre l'avis d'un médecin ou d'un diététicien.**
Durant les grossesses, s'en tenir aux compléments spécifiques.

Les produits allégés

Peuvent-ils nuire à la santé ?

L'un des tout premiers à apparaître dans les supermarchés fut le lait écrémé, suivi par les yaourts, beurres, biscuits, fromages…

Un produit allégé doit contenir, au minimum, un quart en moins de sucre ou de matières grasses que le produit classique.

☛ **Un yaourt aux fruits allégé a plus de calories qu'un yaourt entier nature non sucré !!!**

Il est, pour les saveurs sucrées, toujours édulcoré (aspartame ou autre). L'aspartame est un leurre pour le cerveau qui réclame de plus en plus le goût sucré.

La mention « sans sucres ajoutés » ne veut pas dire sans sucre, ils peuvent contenir le sucre naturel des fruits.

En fait, pour 100 g de produit :

- **Sans sucres** signifie pas plus de 0,5 g de sucres ;
- **À faible teneur en sucres** : pas plus de 5 g de sucres.

Le goût des **allégés en matières grasses** est moins prononcé.

- Parfois ces **matières grasses disparues** sont **remplacées par du sucre et de l'eau**… Les matières grasses apportent de la texture et du goût, aussi sont-elles souvent remplacées par des **gélifiants à base de porc (dans les confiseries), des fibres, des sucres.**

Quant aux fromages, un fromage blanc à 40 % de MG sera toujours moins gras qu'un camembert allégé à 28 % de MG !!!

☛ **Les enfants ne devraient pas consommer de produits allégés.**

Au lieu de manger des allégés, **il est préférable de :**

- **Diminuer** les aliments riches en **sucres raffinés** (pâtisseries, viennoiseries, glaces, crèmes dessert, confitures) ;
- **Manger du pain complet** au lieu du pain blanc ;
- **Manger des pâtes cuites *al dente*** plutôt que des pâtes blanches trop cuites ;
- **Arrêter les frites** et préférer les pommes de terre au four.

☛ **Décryptons-les ensemble :**

Composition pour 100 g de yaourt

	protides	lipides	glucides	calcium	Kcal
nature au lait entier	**4,1 g**	**3,5 g**	**4,7 g**	**151 mg**	**70**
aromatisé au lait entier	3,2 g	3,2 g	14 g	130 mg	100
aux fruits au lait entier	3,5 g	2,7 g	18 g	130 mg	113
sucré	3,9 g	0,9 g	13,4 g	154 mg	80
sucré 0 % de MG	4 g	0	13,8 g	151 mg	**75**
à boire sucré	2,9 g	1,2 g	12,8 g	110 mg	72
à boire aromatisé	2,9 g	1,4 g	13,3 g	107 mg	**77**
à boire pulpe de fruits	2,7 g	1,6 g	13,5 g	107 mg	**78**
à boire édulcoré	**2,8 g**	1,7 g	4 g	124 mg	**42**

(d'après table de composition des aliments CIQUAL - 1995.)

⚠

Ne soyez pas dupes !

L'intérêt d'un yaourt est son apport en protéines. Le nature au lait entier est le plus riche. Si l'on ne regarde que les calories, le yaourt à boire édulcoré vient en tête, mais c'est l'un des plus faibles en protéines. **De plus, comme pour les boissons light, l'édulcorant est un leurre, dont les effets à terme sur la santé, sont nuisibles** : Risque de diabète ou de pré-diabète élevé, et de prise de poids...

La face cachée des étiquettes :

Lire ne suffit pas, il faut savoir les décrypter...

Trop d'informations noie l'information !

Être vigilant quant à la valeur nutritionnelle des aliments passe nécessairement par une bonne lecture et un décodage des étiquettes.

Régi par les lois européennes et nationales, l'étiquetage répond à des normes.

Pourtant, tout n'est pas si clair.

Au-delà de la pléthore d'informations présentes sur les étiquettes, qui implique une lecture attentive et d'initié (et de très bonnes lunettes), peut-on considérer que nous achetons en toute conscience et en connaissance de cause ?

☛ **Près de 350 additifs alimentaires sont autorisés en Europe.**

❖ **La nomenclature distingue 24 catégories d'additifs :**
selon leurs effets technologiques sur l'aliment :
Colorants, conservateurs, antioxydants, édulcorants, acidifiants, correcteurs d'acidité, exhausteurs de goût, émulsifiants, gélifiants, stabilisants, épaississants, poudres à lever, gaz propulseurs, gaz d'emballage, antiagglomérants, antimoussants, raffermissants, agents de charge, sels de fonte, agents d'enrobage, humectants, amidons modifiés, séquestrants, agents de traitement.

Comment s'y retrouver ?

Comment la législation – européenne – peut-elle suivre ces évolutions permanentes ?

Comment unifier et contrôler de façon fiable tous ces outils « sorciers » de l'industrie agroalimentaire ?

☛ **Seul le contre-pouvoir des consommateurs avertis et exigeants pourra freiner cette folie chimique.**

☛ **Étiquettes mensongères :**

La mention officielle	**La réalité (mention légale obligatoire)**
« Huile d'olive » (standard)	51 % d'huile d'olive minimum
Saucisson « pur porc »	15 % de porc minimum
« Sans OGM »	< à 0,9 %
Pizza « sans conservateur »	Sauce tomate : peut en contenir

☛ **Étiquettes trompeuses ou muettes :**

Le non-dit	**La réalité cachée**
Farine de froment (boulanger)	103 additifs non mentionnés autorisés
Vin	Levures, sucres ajoutés

Les grands oubliés de la réglementation :
*Aucune mention n'est obligatoire pour les **fruits et légumes, les fromages, le beurre, le lait, les vinaigres ou les eaux gazeuses**.*
Source : Directive 2000/13/CE du Parlement européen.
Les **agents de démoulage** (vaseline, huiles siliconées) évitant l'adhésion aux parois des moules, les antiseptiques, détergents ayant servi à désinfecter le matériel.

☛ **Étiquettes aux termes opaques :**

La mention	**Sens caché**
Ferments lactiques	Lesquels (levure ou bonne bactérie pour ensemencer l'intestin) ?
Extrait de levure	Glutamate (néfaste à la santé intestinale).
Gellane (jus d'ananas)	Poudre blanche provenant de bactéries, extraites à l'alcool, neutralisées par sels chimiques.

Tous ces produits ajoutés non métabolisés laissent des traces dans l'organisme.

- **Liste rouge de quelques colorants alimentaires :**
  E 120, 173, 174, 175,
  E 104, 127, 131, 142...

Risques allergisants, leurre visuel, accumulation dans l'organisme.

- **Liste rouge de quelques édulcorants alimentaires :**
  E 420, 421, 953, 965, 966, 967.
  E 950, 951, 952, 954, 955, 962.

Leurres responsables de pré-diabète ou diabète, fonctionnent comme une drogue. Le cerveau réclame ce goût sucré.

- **Liste rouge de quelques exhausteurs de goût :**
  Glutamates : E620, E621, E622, E623, E624, E625

Le glutamate, en dépit des doutes sur son innocuité, est considéré comme inoffensif par les autorités sanitaires...

- **Liste rouge de quelques exhausteurs d'appétit :**
  E626, E627, E628, E629, E630, E631, E632, E634, E6345.

Pour aller plus loin,
Lire...
Additifs alimentaires, danger !
Aspartame et autres édulcorants, danger !
Chariot d'Or

La Vérité sur les étiquettes alimentaires
Leduc

L'irradiation des denrées alimentaires

Irradier les aliments ne les rend pas radioactifs, mais détruit insectes, bactéries et parasites tout en permettant – et ce pour le plus grand bénéfice industriel – de conserver les aliments plus beaux plus longtemps.

Toute denrée irradiée devrait porter la mention « traité par rayonnements ionisants » ou « traité par ionisation ».

80 % des produits irradiés ne sont pas correctement étiquetés...

L'irradiation, tout comme d'ailleurs la cuisson au micro-ondes, transforme la structure moléculaire des aliments.
Pendant quinze jours, les fraises sembleront toutes fraîches, sans l'être forcément.

Ce qui était une mesure sanitaire se transforme parfois en cache-misère douteux et dénature la vitalité des aliments.

Beurre cru, beurre allégé ou margarine ???

☛ ***Traditionnellement le beurre cru*** *est le résultat de l'émulsion de la crème crue non pasteurisée avec ou sans adjonction de sel. Ce qui crée un* ***produit digeste riche en vitamines A, D, E,*** *qui ne se conserve que quelques jours.*

On trouve plusieurs variétés de beurre traditionnel :

- *Le beurre salé qui contient 5 % de sel,*
- *Le beurre demi-sel qui en contient de 0,5 à 3 %.*

Pour faire un kilo de beurre, il faut 20 litres de lait entier.

- *Le barattage de la crème non réfrigérée crée le beurre qui se sépare du babeurre.*
- *Il est malaxé et rincé à l'eau.*

Un beurre cru ainsi fabriqué comporte ***quelques bons acides gras mono-insaturés 26 % et insaturés 3,7 %.***

Ce qui n'est plus le cas des beurres allégés ou réalisés au lait pasteurisé.

☛ ***Actuellement les beurres industriels – même biologiques –*** *sont réalisés avec des* ***laits homogénéisés ou microfiltrés*** *(cela casse les molécules et fait disparaître les bons acides gras mono-insaturés et insaturés). Ils se conservent plus de 6 mois… n'apportant que des graisses saturées.*

☛ ***Le beurre allégé*** *(taux de MG<41 %) est réalisé avec* ***du lait écrémé, de l'eau,*** *surtout – pour le stabiliser –* ***des épaississants, conservateurs, arômes de synthèse, agents de texture*** *qui permettent au produit de se tartiner et des colorants pour lui redonner la couleur du beurre.*

Peut-on encore appeler cela du beurre ?

⚠

Le cas des margarines, ersatz du beurre...

C'est Napoléon III qui a lancé la mode de la margarine en 1869.

☛ ***Secret de fabrication :***

❖ ***On hydrogénise les acides gras des huiles végétales*** *de façon à les rendre solides à température ambiante.*

❖ ***On injecte de l'hydrogène dans l'huile à des températures de 120 à 220°C****, en présence de catalyseurs, nickel, aluminium (laissant parfois des traces) puis on* ***blanchit et désodorise*** *le produit.*

❖ ***Puis viennent les additifs****, émulsifiants (E471,E472), épaississants (E401 à E412) et enfin les colorants (E160 E161).*

Lors de ces procédés, certains acides gras passent de la forme « cis » (naturelle reconnue par l'organisme) à la forme « trans ».
Ce sont les fameux acides gras trans.

C'est l'hydrogénation partielle de ces huiles qui crée les acides gras trans (que l'on retrouve surtout dans les produits de la panification, les viennoiseries, les biscuits, les plats cuisinés et les barres chocolatées). ***Ces acides gras trans augmentent les risques de maladies cardiovasculaires,*** *de cancer du sein, de diabète, d'autisme, et chez la femme enceinte* ***perturbent le développement normal du fœtus****.*

☛ ***En Suisse, ils sont interdits depuis 2008.***

Une huile non hydrogénée peut être très saturée et, dans ce cas, elle est néfaste à la santé. C'est le cas des huiles de palme qui remplacent souvent les acides gras trans.

Fast food, junk food, « Slow Food » :*

Nourriture rapide (fast food), nourriture camelote ou nourriture poubelle (traduction de junk food) sont synonymes de malbouffe.

Faible valeur nutritive, forte teneur en graisses saturées et/ou en sucres. Hamburgers, hot-dogs, frites, pizzas, sodas en sont la représentation universelle, et uniforme dans le monde...

L'opacité demeure sur la provenance des produits, les processus industriels de tranformation des matières premières, et la falsification des goûts...

☛ **Le risque est une malnutrition et une série de carences en cas de consommation exclusive ou trop fréquente.**

En réaction, des mouvements comme la Semaine du goût dans les écoles à l'initiative de grands chefs cuisiniers français ou le mouvement « slow-food* » contrecarrent cette malbouffe.

Le mouvement Slow Food est venu d'Italie
Le mouvement écogastronomique Slow Food cherche à combiner le plaisir avec un profond sens de responsabilité à l'égard de l'environnement et du monde de la production agricole.

Le saviez-vous ?
Lors d'expériences sur des rats, Paul Johnson et Paul Kenny démontrent que les mécanismes du cerveau qui sont à l'œuvre dans la consommation compulsive de nourriture type junk food sont les mêmes que dans la dépendance aux drogues.
Cela ferait le lit de l'obésité par perte du contrôle du comportement alimentaire.

VERS UNE ALIMENTATION RESPONSABLE

CONSEIL D'EXPERT

Notre façon de manger influe sur nos rapports avec autrui et avec notre environnement...

L'alimentation est au cœur des problématiques de développement durable.

Comme il existe une éducation du goût, une éducation à l'alimentation responsable est plus que jamais nécessaire.

Peut-on encore s'alimenter sainement et équitablement ?
Que savons-nous exactement de l'origine des produits que nous consommons ?
De la façon dont ils ont été produits ?
Des substances qui les composent ?
De la manière de les utiliser ?
De leur devenir lorsque l'on s'en débarrasse ?

Tels sont les enjeux en termes d'alimentation responsable.
Tels sont les enjeux de notre pouvoir de citoyen consommateur, d'écocitoyen, de consomm'acteur...

Devenons « locavores » (mangeons local)

Avec le vingtième siècle et l'industrialisation, l'alimentation entre dans l'ère de l'agroalimentaire.

❖ **Les nouvelles pratiques agricoles et modes de production** augmentent les quantités des denrées alimentaires, modifient les comportements.

❖ **La conservation industrielle des aliments** (réfrigération) développe les grands marchés régionaux.

❖ **Les progrès scientifiques de la biologie et de la chimie** permettent les croisements, la sélection, les modifications génétiques puis le clonage et augmentent le rendement des espèces cultivées ; mais ils les rendent plus fragiles face aux agressions extérieures, ce qui entraîne le développement de techniques de luttes (pesticides et des engrais) non sans conséquences pour l'environnement et la santé humaine.

❖ **De nouveaux modes de transports** permettent la circulation des denrées alimentaires d'un bout à l'autre de la planète – désorganisant les saisons et les rythmes de consommation.

Cette agriculture productiviste, mécanisée, nécessite de moins en moins de main d'œuvre et entraîne le dépeuplement des zones rurales ; avec comme corollaire une biodiversité et une diversité culturelle qui régressent.

Dominés par l'agro-industrie, les systèmes de production de l'alimentation humaine **écartent le consommateur des choix alimentaires.**

☛ **Pourtant, il doit se questionner sur l'impact de l'alimentation sur la santé, sur l'environnement.**

L'alimentation responsable

Nous vivons dans un monde schizophrène :

❖ 13 % des habitants de la planète souffrent gravement de sous-alimentation.

❖ Dans les pays développés, des hommes souffrent de trop manger (obésité, maladies cardiovasculaires...).

À l'avenir, vu la démographie planétaire, il va falloir nourrir plus d'hommes sans détruire la planète.

Les impacts sont nombreux et à des niveaux très différents, mais au bout du compte seule les consciences feront bouger les choses.

☛ Impacts sociaux :

Soumis à l'économie de marché, les agriculteurs locaux des PEVD (Pays en voie de développement) abandonnent l'agriculture de subsistances vivrières pour exporter des denrées vers les pays développés (cas du café, de la banane...).

❖ Dans les pays du Sud :

De puissantes multinationales imposent des prix très bas aux producteurs du Sud, forçant à toujours produire plus et à moindre coût. Les agriculteurs ne peuvent plus vivre convenablement de leur production. (voir le film « *Le Cauchemar de Darwin* »)

❖ En France et en Europe aussi :

Le nouveau paysage agricole français se constitue de fermes spécialisées, de monoculture, d'élevage industriel.

Ceux-ci ont remplacé le tandem **polyculture-élevage.**

Quelques chiffres :

- **La production est 1,6 fois supérieure à celle d'il y a 50 ans.**
- **Les dépenses liées à l'alimentation passent de 30 % du revenu des ménages en 1945 à 12 % en 1975 et 8 % en 2006.**
- **Une exploitation agricole disparaît toutes les quatre heures.**
- **Les subventions (37 % des revenus des paysans en Europe) sont apportées pour soutenir l'agriculture industrielle.**
- **En Europe, 1/3 de la nourriture est jetée sans être consommée.**

☛ Impacts sur la santé :

Produire plus sur moins de surface, lutter contre les insectes ravageurs des récoltes et les plantes compétitrices, a nécessité le développement de substances chimiques, engrais, pesticides dont les effets sont délétères sur la santé et l'environnement.

Passant de 80 000 à 100 000 tonnes de matières actives utilisées chaque année, **la France est au premier rang des utilisateurs européens de pesticides et au deuxième rang mondial derrière les États-Unis.**

Les impacts de ces produits sont divers :

❖ Les pesticides et les nitrates contenus dans les engrais **contaminent les eaux de surface et les nappes phréatiques,** principales ressources en eau.

❖ Des **résidus sont détectés dans les denrées alimentaires** et, par bioaccumulation, se retrouvent dans l'organisme, affectant le système immunitaire, endocrinien ou reproducteur.

❖ En plus d'un impact sur la faune et la flore locales, avec régression de la biodiversité, ils contribuent à la **pollution de l'air et à la contamination des sols.**

☛ Impacts sur le transport des aliments :

Le saviez-vous...

Une fraise importée par avion et achetée en France en mars consomme 24 fois plus d'énergie que le même fruit cultivé localement, acheté en saison.

☛ Impacts sur les ressources en eau :

20 % de la population mondiale manque d'eau potable.

L'agriculture est l'activité humaine qui consomme le plus d'eau de surface et d'eau souterraine.

☛ Impacts sur la consommation d'énergie et le changement climatique :

Pour vivre, tout être vivant a besoin d'énergie.

Dans le grand cycle de la vie, l'énergie solaire est transformée par les végétaux grâce au processus de la **photosynthèse.**

Elle est ensuite transmise sous forme de **calories** à travers la chaîne alimentaire, quand nous mangeons des végétaux ou des animaux qui se sont nourris eux-mêmes de végétaux.

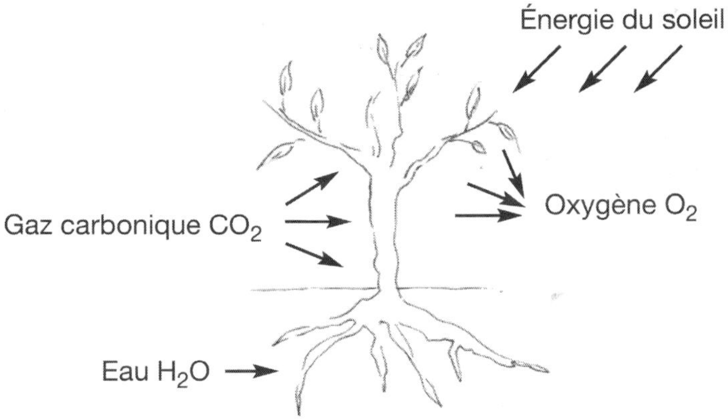

Photosynthèse

Autrefois, l'alimentation humaine dépendait de l'énergie solaire, actuellement, de l'énergie fossile.

Mécanisation, chauffage des serres, climatisation et ventilation des hangars à bestiaux ou encore l'irrigation sont des techniques très énergivores. **L'industrie agroalimentaire, par les procédés de transformation et de conservation des aliments, consomme beaucoup d'énergie fossile.**

☛ Impacts des déchets :

Produits toujours plus diversifiés, conditionnements toujours plus ingénieux et nombreux.

Des tonnes de déchets sont générés par l'alimentaire.

❖ **Les emballages** contribuent largement à la production de déchets. Garantissant la qualité des produits, leur conservation, facilitant leur transport et leur étiquetage, ils sont un élément important de marketing, un argument de vente. Le consommateur en assume le coût.

❖ Dans les pays occidentaux, **1/3 des aliments non consommés sont jetés à la poubelle.**

Quelques chiffres :

❖ **1 à 3 tonnes d'eau** sont nécessaires pour produire **1 tonne de céréales.**

❖ **5 à 12 litres d'eau** sont nécessaires à la production d'**1 litre de bière.**

❖ Il faut l'équivalent de **2 tonnes de pétrole** pour fabriquer **1 tonne d'engrais.**

❖ **1 kg de viande :** pour le produire, il faut **10 kg de céréales.**

❖ Produire **1 kg de bœuf, c'est 80 fois plus de gaz à effet de serre qu'1 kg de blé.**

❖ **80 % du prix d'une bouteille d'ea**u est lié à son **emballage.**

☛ Impacts sur la biodiversité :

Intensification des pratiques agricoles et mécanisation ont uniformisé les paysages et mis en péril quantité d'espèces.

❖ **La déforestation des forêts primaires** pour installer des productions agricoles s'est faite au détriment des espèces végétales et animales (cas de l'huile de palme en Indonésie).

❖ **Les engrais et les pesticides réduisent la biodiversité** : l'usage du DDT a quasiment exterminé le faucon pèlerin des falaises françaises.

❖ **La mondialisation réduit nombre de variétés et d'espèces** cultivées en sélectionnant quelques-unes à très haut rendement, présentant un intérêt économique.

☛ Impacts sur les sols

70 % des surfaces cultivables sont dégradées.

☛ Conclusion :

Les choix alimentaires conditionnent la santé, l'environnement.
Le contenu de l'assiette est bien plus qu'un choix individuel.

C'est un véritable choix de société.

Quelques chiffres :

❖ Aujourd'hui, **80 % de l'alimentation mondiale est assurée par deux douzaines d'espèces végétales et animales** sur près de **7 000 espèces anciennement cultivées.**

❖ On estime que **deux races d'animaux domestiques disparaissent chaque semaine.**

☛ Impacts des modes de production sur la qualité sanitaire des aliments et la santé du consommateur

Cadmium, mercure, plomb, chrome, hydrocarbures présents à l'état de traces peuvent être transférés vers la plante cultivée, se retrouvent dans les denrées alimentaires.

Par bioaccumulation, ils se déposent sous forme de corps étrangers que l'organisme essaie en vain d'éliminer, créant une inflammation chronique des émonctoires (foie, rein…).

❖ Exemple 1 : l'utilisation des pesticides

Les pesticides sont définis comme des produits détruisant, éliminant, repoussant des êtres vivants considérés comme nuisibles pour les cultures.

Nombreuses conséquences sur la santé : toxicité chronique, troubles hormonaux. **Quarante-huit substances actives autorisées en Europe sont des perturbateurs endocriniens, engendrant** :

Infertilité, cancers, déficits immunitaires, perturbation du développement neurologique et comportemental.

❖ Exemple 2 : la production d'OGM

Un organisme génétiquement modifié **(OGM) est un animal, végétal, bactérie dont on a modifié le matériel génétique** par génie génétique pour lui conférer une **caractéristique nouvelle.**

C'est un transfert de gènes sélectionnés d'un organisme à un autre, parfois entre des espèces différentes (céréales, légumes, arbres).

Les OGM les plus communs sont le maïs, la betterave, le soja, le colza. Les gènes portant sur des caractères d'intérêt agronomique sont le plus fréquemment introduits.

Les conséquences à long terme sur la santé de la consommation d'OGM sont encore inconnues (allergies alimentaires).

La traçabilité et l'étiquetage obligatoire sont importants pour informer le consommateur.

Quelques chiffres :

❖ **47,6 % des fruits et légumes** conventionnels testés contiennent des résidus de **pesticides.**

❖ **4 % dépassent les limites** maximales en résidus...

❖ **Un fruit et légume sur quatre contiennent plus de deux résidus**. Ce phénomène « multi-résidus » concerne les raisins, les salades, les pommes, les fraises, les agrumes, les poires et les pêches.

❖ **34 % des légumes** (surtout endives, salades, pommes de terre) ont des **résidus** et **4 % à des doses toxiques.**

❖ **65,7 % des fruits** (fraises, mandarines, citrons, oranges) contiennent des **résidus.**
(source : chiffres 2004 de la DGCCRF France.)

Le saviez-vous...

À la question :
« Avez-vous déjà acheté des produits fermiers ? »,
plus de 70 % des acheteurs de produits alimentaires en France répondent favorablement.

☛ **Privilégier une alimentation responsable,**

c'est avant tout se poser les bonnes questions :

- **Origine des produits** que nous consommons,
- **Conséquences de leur production sur l'environnement,**
- **Conséquences sociales dans les campagnes** mais aussi dans les pays en voie de développement.

> **Il faut**
> **DIRE NON,**
> **EXIGER,**
> **et cesser d'être des consommateurs dociles,**
> **dont les critères de choix sont simplistes,**
> **pour intégrer**
> **des critères écologiques et éthiques.**

Pourquoi manger bio ?

Quatre raisons au moins :

❖ **La qualité gustative** en premier lieu :

Les fruits et les légumes bio sont plus appréciés par le palais, ils le sont d'autant plus s'ils sont achetés sur un marché ou directement chez le producteur à la ferme (question de fraîcheur).

❖ **La qualité nutritionnelle** en second lieu :

Les produits bio contiennent en plus grande quantité des micronutriments de forte qualité nutritionnelle : vitamine C, lycopène dans les tomates, lutéine et vitamine C dans les laitues, plus de bêta-carotène (précurseur de la vitamine A) dans les pêches jaunes, plus de zinc dans le petit épeautre (étude ABARAC 2000).

❖ **La qualité écologique planétaire** :

Comme la santé de l'homme est liée à la santé de la terre, les produits bio sont meilleurs pour la santé des deux.

❖ **Enfin, le respect des producteurs** :

Les produits bio sont également meilleurs pour la santé des agriculteurs. On sait le nombre de pathologies professionnelles induites par l'usage des produits chimiques dans cette profession, ce qui n'existe pas chez les agriculteurs bio (voir film de Jean-Paul Jaud, *Nos enfants nous accuseront*).

En France

En 2009, seulement ***2,5 % de la surface utile*** *est consacrée à l'agriculture bio.*

En 1992, 10 000 producteurs,
en 2007, 11 640
en 2009, 16 400

En Europe la surface utile de l'agriculture bio est de 3,9 %.

⚠

92 substances actives pesticides sont classées par l'Union européenne cancérigènes possibles ou probables.

l'AFSSA, Agence française de sécurité sanitaire des aliments, *reconnaît que « le mode de production biologique, en proscrivant le recours aux produits phytosanitaires de synthèse, élimine les risques associés à ces produits pour la santé humaine. »*

Qu'est-ce que le bio ?

L'agriculture biologique est un mode de production agricole exempt de produits chimiques de synthèse.

Autrement dit, l'agriculteur n'a pas recours aux engrais chimiques azotés, aux pesticides, aux insecticides, aux herbicides, aux fongicides...

La nocivité des pesticides, des engrais chimiques, l'arrivée des OGM sont devenues pour une majorité de Français un danger pour l'être humain, les animaux et la planète.

Aussi, depuis les années 1960, l'agriculture biologique et les produits qui en découlent ont-ils gagné l'ensemble de l'univers de la consommation (aliments, cosmétiques, produits d'entretien, couches bébé...).

❖ Dans l'agriculture biologique, sont utilisés comme **fertilisants des sols : le compost** (fumier et débris végétaux), les algues, les minéraux issus des roches.

❖ **Les animaux de bétail** sont nourris avec des aliments à 90 % d'origine biologique. Ils sont soignés par les plantes, seuls deux traitements antibiotiques par an sont autorisés, si nécessaire. Les animaux ne sont pas en batterie, mais ont suffisamment d'espace.

❖ **Les producteurs sont contrôlés** par des organismes indépendants (ECOCERT...) habilités à leur retirer leur label bio en cas de dérapage.

Faute de tout acheter bio, qu'est-ce qui devrait être prioritaire ?

À défaut de tout manger bio, il convient de privilégier :

❖ soit **les produits de l'agriculture dite raisonnée** (qui utilise en principe moins de produits chimiques nocifs pour la santé mais n'est pas aussi rigoureuse que le label AB),

❖ soit **des produits du terroir** cultivés en petites quantités, fraîchement cueillis.

☛ Il convient de savoir que **le bio de qualité est, certes plus cher à l'achat, mais qu'il est plus nourrissant** et, de ce fait on en consomme moins.

En priorité, il convient de privilégier :

❖ **Les produits de panification, les produits laitiers, les viandes,** car fruits et légumes non bio peuvent être épluchés, et débarrassés d'une grande partie de leurs résidus.

Mais il ne faut pas se leurrer, rien ne remplace la qualité nutritionnelle (richesse en vitamines, en antioxydants...) des vrais produits bio.

Nourriture d'hier, nourriture actuelle ?

Le premier terme qui vient à l'esprit pour décrire notre époque, c'est **falsification.**

Tout est actuellement falsifié : faux arômes, faux acides gras (trans) fausse qualité...

Également, la transformation des produits de base échappe à l'individu pour être totalement gérée par l'industrie et le lobby industriel.

Or l'industrie agroalimentaire est fortement liée à l'industrie pharmaceutique.

Aller vers une nourriture transformée chez soi...

Autrement dit, autrefois (et ce, il n'y a pas encore si longtemps), tout produit natif (fruit, légume, viande, poisson, œufs, céréales) **était acheté ou récolté brut. C'était la cuisinière ou le cuisinier qui les transformait et les apprêtait.**

Cela évitait le besoin de conservateurs, de produits chimiques et garantissait une fraîcheur – donc une qualité gustative – parfaite.
C'est encore actuellement le cas dans certains restaurants étoilés... **et également dans votre foyer si vous le voulez.**
Et pourquoi pas dans les cantines des enfants...

Pour cela, favorisez simplement l'achat de produits non transformés ! Ce n'est pas plus onéreux que l'achat de produits finis. Vous avez seulement besoin de temps et de connaissance pour cuisiner.

Lorsque j'aborde ce thème en consultation, je vois que ce qui manque à beaucoup de mamans, ce sont des cours de cuisine, simples à partir d'ingrédients naturels.

Le bio est plus nourrissant donc peut s'avérer moins cher...

L'expérience démontre que nourrir cinq personnes avec exclusivement du pain complet bio coûte légèrement moins cher que de les nourrir avec du pain blanc classique.

☛ **Quelques exemples pour résumer :**

❖ **Une farine** était autrefois moulue en fonction des besoins, cela était parfait, car le contenu en vitamine B1 (très fragile) est garanti seulement dix jours après la mouture. Au-delà de dix jours, la farine a perdu une grande partie des qualités nutritionnelles.

❖ **Les huiles** étaient autrefois pressées à froid et contenaient de bons acides gras indispensables à la santé du système nerveux, immunitaire et de la peau.

❖ **Les vaches** mangeaient de l'herbe l'été et du foin durant l'hiver. Cela garantissait une **viande et un lait** de qualité, riches en bons acides gras.

❖ **Le beurre et les fromages** étaient réalisés avec du lait cru non homogénéisé, ce qui les rendait plus digestes.

❖ **Les œufs** provenaient de poules qui étaient nourries au grain et picoraient les vers de terre. La ponte n'était pas garantie toute l'année.

❖ **Le suivi des saisons** permettait de réaliser des drainages naturels des émonctoires (salade de pissenlit en mars permettant de drainer le foie après la saison hivernale, de même les fraises en fin de printemps).

❖ **Les aliments gras** (noix, amandes, noisettes…) étaient consommés au début des saisons froides de façon à ce que l'apport lipidique augmente le niveau calorique (nécessaire à la lutte contre le froid).

Bref, la vie alimentaire était totalement dépendante, tributaire de la vie des saisons et de la nature. Actuellement, l'homme s'est émancipé de la nature et il en fait les frais au niveau de la santé.

Qu'est-ce que la biodynamie ?

C'est un mode d'agriculture bio particulier (labellisé depuis 1930 sous la marque Demeter).
La biodynamie est basée sur des principes plus en phase avec les saisons, la lune, la nature.

Ce sont des produits végétaux ou animaux issus de culture ou d'élevage qui **prennent en compte la santé du sol, des plantes et des animaux**.
Une mise en culture qui appauvrit toujours davantage les sols en sels minéraux exige d'année en année des quantités croissantes d'engrais anorganiques aboutissant à une stérilisation inéluctable des sols, et cela d'autant plus qu'il s'agit de monocultures.
La méthode de culture biodynamique, à l'inverse, se donne pour tâche la guérison du sol, de la plante, des animaux et donc de l'homme lui-même.
Les modes de préparation des composts, des engrais naturels, les résultats quant aux récoltes obtenues, permettent la **régénération des terres en quelques années, la recolonisation progressive par des bactéries fertilisantes et les petits animaux indispensables à l'équilibre des biotopes.**

Ainsi la méthode biodynamique est-elle absolument différente de celles pratiquées en classique, en raisonnée, et même en label AB simple. **On obtient ainsi des céréales, des légumes, des fruits de qualité supérieure favorisant le développement et la santé de l'organisme.**
Les légumes Demeter ne perdent pas leur forme en cours de cuisson (par exemple, les choux ne s'affaissent pas) et ne provoquent pas d'excès de fermentation.
Leur très grande teneur en minéraux, en oligoéléments, permet de combler les besoins nécessaires à un organisme en croissance.

☛ **Aussi, favorisons au maximum ces produits.**

☛ Quelques exemples de circuits BIO et de circuits courts

Le contexte actuel est favorable au développement des circuits courts aux liens direct entre producteurs locaux et consommateurs :
Place grandissante des produits fermiers dans l'univers de la consommation alimentaire.
Réflexions sur une agriculture plus durable (Grenelle de l'environnement et Assises de l'agriculture).
Doutes sur la qualité des produits industriels.
Besoin de retour aux sources, recherche de traditions.

Différentes formes de « circuit court » se mettent peu à peu en place :

- La **vente à la ferme**,
- Les **marchés** de producteurs,
- Les **magasins de coopératives** de producteurs,
- Les **coopératives** de producteurs et consommateurs,
- Les **dépôts de paniers** de légumes,
- Les **ventes de panier sur abonnement** : les **AMAP** (Association pour le maintien d'une agriculture paysanne).

Les AMAP fonctionnent parfois en livraison à domicile, mais il y a aussi des AMAP en dépôts de paniers, des AMAP avec paniers à chercher à l'exploitation.

- Les **groupes de soutien** à l'agriculture.

Pour plus d'informations et trouver dans votre région des réponses concrètes, voici quelques sites :
www.consoglobe.com,
www.alter-conso.org,
www.arehn.asso.fr,
www.lepanierpaysan.com,
www.laterre.fr,
www.producteursfermiers.fr

CHAPITRE 4

Le coin des enfants

...

et des mamans

LES 5 SENS

Tous parlent avec mon cerveau, qui analyse,
me renseigne et guide mes choix.

✎ LE GOÛT

Sucré, je souris, salé ou amer, je grimace, c'est à la fois culturel et inné. Le lait de Maman était déjà sucré et ce souvenir-là s'est ancré en moi...

✎ L'ODORAT

Mon nez reconnaît des milliers d'odeurs, c'est un peu culturel aussi. Ça dépend de ma famille, de mes souvenirs et même de mes émotions...

✎ LE TOUCHER

Ma main me renseigne, elle a une mémoire et compare. Beurk, ce fruit pourri est trop mou, cette viande trop dure...

✎ LA VUE

Mon cerveau associe les couleurs et le goût, me prévient. Waouh !!! Une orange bleue ? C'est bon pour Tintin...

✎ L'OUÏE

Quand je croque un fruit ou suce une glace, j'aime que ça croustille ou fasse silence...

Bref tout ça,
c'est mon cerveau qui coordonne.

LES PHRASES SIMPLES ET LES ASTUCES...

❤❤❤❤ Comment s'est passée ta journée ?
❤ Goûte un petit bout
❤❤ Prends un peu de tout
❤❤ Va cueillir des fines herbes pour la salade
❤❤❤ Préparons ensemble une compote

LA RÈGLE du P.P.M.V.

(verbe du premier groupe, PPMVéter)

Pars Pas les Mains Vides

Le repas, c'est aussi un rituel familial,
nous restons ensemble jusqu'à la fin du repas,
alors, je mets la table, je choisis les
assiettes, les serviettes et à la fin
je PPMVète, bref, je débarrasse la table
avec mes parents...

❤❤❤❤

COMMENT JE DIGÈRE

✎✎✎

Le système digestif permet de transformer les aliments en matériaux (nutriments) afin que mon sang les transporte vers mes organes et mes cellules.

Dans ma bouche

Mes dents, ma langue et ma salive
préparent le travail de digestion.
Je MASTIQUE longuement.
Puis les aliments descendent rapidement

par l'œsophage

jusqu'à mon estomac

où ils séjournenet deux à trois heures.
Des réactions chimiques (sucs gastriques)
et mécaniques (contractions) font un
travail de digestion qui se poursuit

dans l'intestin grêle,

enfin les nutriments passent dans le sang.
Puis les déchets sont évacués

vers le gros intestin

qui élimine les éléments non digérés...

Croquis

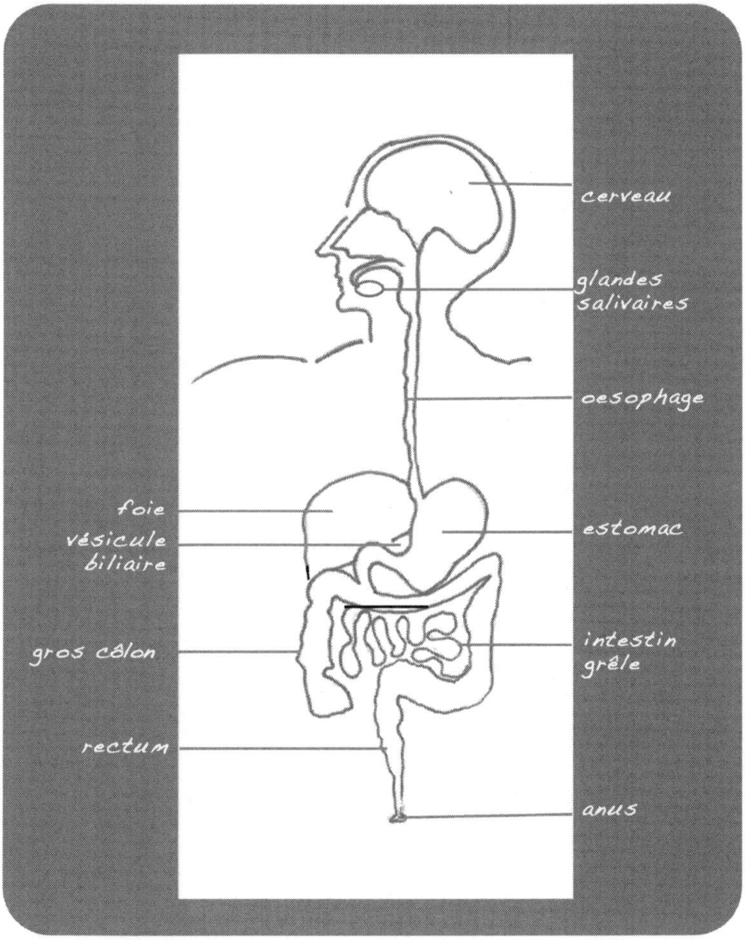
cerveau
glandes salivaires
oesophage
foie
vésicule biliaire
estomac
gros côlon
intestin grêle
rectum
anus

LES IDÉES REÇUES

- Je ne sais pas résister aux demandes des enfants
- Je n'ai pas le temps de cuisiner
- Je ne comprends plus rien, tout change
- Je ne peux rien contrôler, il mange à la cantine
- Bien manger c'est compliqué
- Je n'ai pas le temps de préparer le petit-déjeuner, c'est la course le matin
- Je ne sais pas planifier. ça me prend la tête
- Je ne comprends rien aux étiquettes
- Les plats préparés c'est tellement plus pratique
- Le bio, c'est de l'arnaque et c'est trop cher
- Je suis dépassée, c'est moi qui fais tout

✎✎✎✎

LES CONSEILS DE MAMAN PRO

✔ ANTICIPER

Réfléchir aux menus de la semaine à l'avance...
Penser à planifier, faire les courses en intégrant les basiques dans le frigo et les placards...

✔ CHASSER LES FAUTEURS DE TROUBLES

Eviter d'acheter des produits nocifs, les remplacer par des produits plaisir sains et nourrissants.

✔ S'ENGAGER

Et signer un contrat légumes avec les enfants : «Choisis tes légumes pour la semaine, un par jour, et signe ton contrat...»

✔ PARTAGER

Et si nous mettions la table ensemble, qui débarrasse aujourd'hui ? Un contrat hebdomadaire pour le plaisir du partage des tâches...

✔ TRANSMETTRE

Et si nous cuisinions ensemble ?

✔ INITIER

Le plaisir du marché en famille, à chacun son panier...

✔ ÉVEILLER LES JARDINIERS EN HERBE

Faire pousser des fines herbes, des petits plants de fruits ou de légumes dans son jardin ou sur son balcon.

LES RÈGLES DE BASE

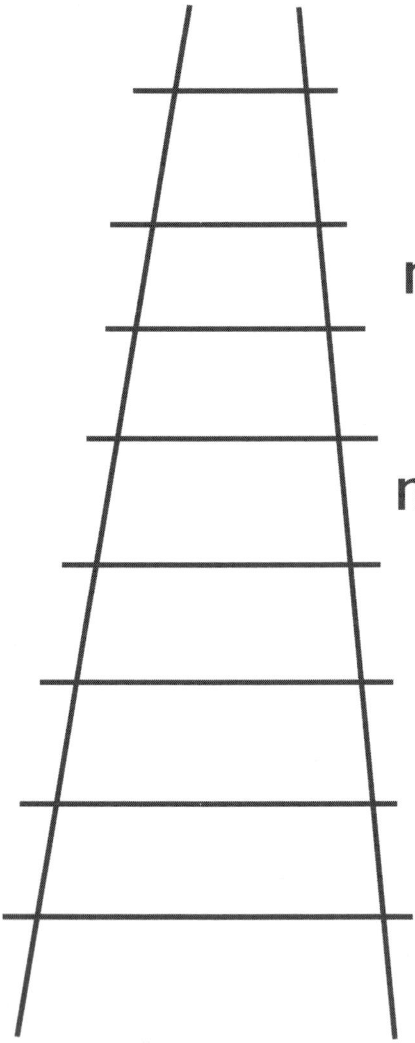

BOIRE DE L'EAU

MANGER ÉQUILIBRÉ

MANGER DE TOUT

MANGER AU CALME

MANGER À TABLE

& SE RÉGALER

...

Mon contrat légumes de la semaine

✎	Thomas	Marie	Guillaume	Tous
LUNDI	Artichaut	Artichaut	Brocoli	P. de terre
MARDI	Tomates	Tomates	Epinards	Riz
MERCREDI	Petits pois	Petits pois	Petits pois	P. de terre
JEUDI	Carottes	Carottes	Bettes	Quinoa
VENDREDI	Poireaux	Carottes	Poireaux	P. de terre
SAMEDI	Courgettes	Tomates	Courgettes	Pâtes
DIMANCHE	Haricots	Haricots	Haricots	Riz

Penser à associer un féculent avec un légume au choix, différent chaque jour.

Le petit-déjeuner idéal

Il doit être riche, gras et copieux pour...

- Apporter les calories nécessaires à bien commencer la journée,
- Ne pas prendre de poids,
- Et surtout ne pas entraîner d'hypoglycémie (fringale, malaise en fin de matinée). Un petit-déjeuner sucré crée une sécrétion d'insuline, qui favorisera l'hypoglycémie, la prise de poids et la fatigue.

Au choix :

- Pain complet et beurre frais bio ;
- Pain complet, beurre, fromage de chèvre, de brebis, comté ou vache au lait cru ;
- Pain complet, beurre, jambon cru ibérique ;
- Pain complet, beurre et œuf coque (0-FR bio !!) ;
- Pain complet et purées d'amande, de noisette ou de sésame ;
- Penser à la crème Budwig (céréales).

Le goûter idéal

Le goûter est une pause indispensable pour les enfants :

- Pour apporter l'énergie de fin d'après-midi.
- Il ne doit pas couper l'appétit pour le repas du soir.
- Il ne doit être ni trop sucré ni trop gras.

✔ Pour les ados, pas de sodas, de chips ou autres produits de junk food...

Au choix :

- Fruits frais de saison ou fruits secs ;
- Pain complet, carré de chocolat ;
- Accompagnés d'un verre d'eau, de lait ou de jus de fruits frais ;
- Pendant vos vacances faites des gâteaux maison avec fruits frais et fruits secs, goûtez les laits d'amande, les laits d'avoine, c'est délicieux, ou des jus de fruits fraîchement pressés.

Mon calendrier de légumes de saison

	PRINTEMPS	ÉTÉ	AUTOMNE	HIVER
	03-04-05	06-07-08	09-10-11	12-01-02
Ail	✿✿✿✿✿	✿✿✿✿✿	✿✿✿✿✿	✿✿✿✿✿
Artichaut	✿	✿✿✿		
Asperge	✿✿✿✿✿	✿✿		
Aubergine		✿✿✿✿✿	✿✿✿✿✿	
Carotte	✿✿✿✿✿	✿✿✿✿✿	✿✿✿✿✿	✿✿✿✿✿
Céleri		✿✿✿	✿✿✿	
Chou	✿✿		✿✿✿✿✿	✿✿✿✿✿
Chou-fleur	✿✿		✿✿✿✿✿	✿✿✿✿✿
Concombre		✿✿✿✿✿	✿✿✿✿✿	
Cornichon		✿✿	✿✿	
Courge		✿✿	✿✿✿✿✿	✿✿✿
Courgette	✿✿	✿✿✿✿✿	✿✿	
Épinard		✿✿✿✿✿	✿✿✿✿✿	✿✿
Fève	✿✿✿	✿✿		
Haricots V.	✿✿✿	✿✿✿✿✿	✿✿	
Mâche			✿	✿✿✿✿✿
Navet	✿✿✿✿✿	✿ ✿	✿✿✿✿✿	✿
Panais			✿	✿
Oignon frais	✿✿✿✿✿	✿		
Oignon	✿✿✿✿✿	✿✿✿✿✿	✿✿✿✿✿	✿✿✿✿✿
Petit pois	✿✿✿✿✿	✿		
Poireau	✿		✿✿✿✿✿	✿✿✿✿✿
Poivron		✿✿✿✿✿	✿✿✿✿✿	
P. de Terre	✿✿✿✿✿	✿✿✿✿✿	✿✿✿✿✿	✿✿✿✿✿
Potiron		✿✿	✿✿✿✿✿	✿✿✿
Radis	✿✿✿✿✿	✿✿ ✿✿	✿✿✿✿✿	✿✿✿✿
Salade	✿✿✿✿✿	✿✿✿✿✿	✿✿✿✿✿	✿✿✿✿✿
Tomate		✿✿✿✿✿	✿✿✿	

Mon calendrier de fruits de saison

	PRINTEMPS 03-04-05	ÉTÉ 06-07-08	AUTOMNE 09-10-11	HIVER 12-01-02
Abricots		✿✿✿		
Ananas			✿✿	✿✿
Bananes	✿✿✿✿✿	✿✿✿✿✿	✿✿✿✿✿	✿✿✿✿✿
Cassis		✿✿✿✿✿		
Cerises		✿✿✿✿✿		
Châtaignes			✿✿✿✿✿	
Citrons		✿✿✿✿✿		
Fraises		✿✿✿✿✿	✿✿	
Framboises		✿✿		
Groseilles	✿✿✿✿✿			
Kiwis	✿✿✿			✿✿✿
Mandarines		✿✿✿✿✿		
Melons		✿✿✿✿✿	✿✿	
Mirabelles	✿✿	✿✿✿✿✿	✿✿	
Mûres		✿✿	✿✿	
Myrtilles		✿✿✿		
Nectarines	✿✿✿		✿✿	✿✿✿✿✿
Oranges		✿✿✿✿✿	✿✿	
Pêches	✿✿	✿✿✿✿	✿✿✿✿✿	✿✿✿✿✿
Poires	✿✿	✿✿✿✿✿	✿✿✿✿✿	✿✿✿✿✿
Pommes	✿✿✿✿✿			✿✿✿✿✿
Pomelo		✿✿	✿✿	
Prunes	✿✿			
Rhubarbe			✿✿	
Raisin			✿✿✿	

Mon calendrier de poissons de saison

	PRINTEMPS 03-04-05	ÉTÉ 06-07-08	AUTOMNE 09-10-11	HIVER 12-01-02
Anchois		✿	✿✿✿	
Bar de ligne	✿✿		✿✿✿	✿✿✿✿✿
Calmar			✿✿	
Chinchard	✿✿✿✿✿			✿✿
Congre	✿✿✿✿✿		✿✿	✿✿✿✿✿
Coqu. ST-Jacques	✿✿		✿✿	✿✿✿✿✿
Dorade grise	✿✿✿✿✿	✿✿✿✿✿	✿✿✿✿✿	✿✿✿✿✿
Églefin	✿✿✿✿✿	✿✿✿✿✿	✿✿✿✿✿	✿✿✿✿✿
Grondin	✿✿✿✿✿		✿✿✿✿✿	✿✿✿✿✿
Hareng	✿✿✿✿✿	✿✿✿✿✿	✿✿✿✿✿	✿✿✿✿✿
Homard		✿✿✿		
Huître	✿✿			✿✿✿✿✿
Langoustine	✿✿✿✿✿	✿✿✿✿✿		
Lieu jaune	✿✿✿✿✿	✿✿✿✿✿	✿✿✿✿✿	✿✿✿✿✿
Lieu noir	✿✿✿✿✿	✿✿✿✿✿	✿✿✿✿✿	✿✿✿✿✿
Maquereau	✿✿✿✿✿	✿✿✿✿✿	✿✿✿✿✿	
Merlan	✿✿✿✿✿	✿✿✿✿✿	✿✿✿✿	✿✿✿✿✿
Moule		✿✿	✿✿✿	
Palourde				✿✿
Praire				✿✿
Rouget		✿✿✿	✿✿✿✿✿	
Sardine		✿✿✿✿✿	✿✿	
Saint-Pierre	✿✿✿	✿✿✿✿		
Seiche	✿✿			
Tacaud	✿✿✿✿✿	✿✿✿✿✿	✿✿✿✿✿	✿✿✿✿✿
Thon blanc	✿✿	✿✿✿✿✿	✿✿	
Tourteau	✿✿	✿✿✿✿✿	✿✿	

Certaines espèces sont en voie d'extinction, il vaudrait mieux les éviter : anguille, cabillaud, dorade sébaste, empereur, grenadier, raie, sabre, sole, saumon Atlantique, thon rouge, turbot.

Mon calendrier de viandes de saison

	PRINTEMPS 03-04-05	ÉTÉ 06-07-08	AUTOMNE 09-10-11	HIVER 12-01-02
Agneau	✿✿✿✿✿	✿✿✿		
Agneau/lait	✿✿			
Bœuf				✿
Canard		✿✿		
Chapon				✿
Chevreau	✿✿			
Chevreuil			✿	
Dinde				✿
Faisan			✿	
Gibier/plume			✿	
Lapin	✿✿	✿✿	✿	
Lièvre			✿	
Oie			✿	
Pigeon		✿✿		
Pintade			✿✿✿	
Porc fermier				✿✿✿✿
Poularde				✿
Poule			✿	✿
Poulet	✿✿✿✿	✿✿	✿	
Sanglier			✿	
Veau	✿✿✿✿✿			

Recettes
et astuces

pour

cuisiner
les légumes
en famille...

Les petits farcis maison aux céréales
Pour 4 personnes :

4 courgettes rondes, 4 tomates, 4 gros oignons,

Farce :
1 verre de quinoa cru, 2 oignons émincés, 2 œufs, 70g de parmesan râpé, huile d'olive, 2 gousses d'ail écrasées, poivre

Faire blondir les oignons dans une c.à.s. d'huile d'olive et l'ail écrasé avec les chairs de légumes émiettées. Ajouter un verre de quinoa, mélanger, saler et verser petit-à-petit un verre d'eau additionné de bouillon de volaille. Laisser absorber le liquide, ajouter le parmesan, les œufs battus. Remplir les farcis.

Cuire au four à 175°C pendant 30 minutes. Mouiller à nouveau avec un peu de bouillon de volaille bio.

Excellent avec la sauce tomate maison.

Trucs et astuces

Pour parfumer vos plats sans les corser...
Connaissez-vous les incomparables saveurs du poivre de Sichuan et du piment d'Espelette ?

Crumble de courgettes au chèvre et jambon

4 belles courgettes
1 gros oignon
20 feuilles de basilic
100 g de farine semi-complète
50 g de beurre demi-sel
160 g de chèvre frais
2 c.s. d'huile d'olive
Un petit talon de jambon

Couper courgettes et oignons en petits dés, les cuire doucement dans très peu d'huile d'olive. Couper le fromage et le jambon en dés.
Préparer la pâte à crumble ; mélanger grossièrement avec les doigts ; farine, beurre, l'huile d'olive, la pâte doit ressembler à du sable.
Ajouter le chèvre au jambon et aux légumes parfumé avec le basilic ciselé. Verser le tout dans un plat à gratin. Saupoudrer de crumble.
Mettre à four chaud (180°C). Cuire 25 minutes.

Le gratin doit être doré à souhait.

Sauce tomate maison

Pour 4 personnes :

Pour 1 kilo de tomates, 2 gros oignons, 1 gousse d'ail, sel, poivre.

Dans une sauteuse, faire suer vos oignons, ajouter les tomates, faire mijoter à feu doux 45 min, ajouter de l'ail épluché et persil ou basilic 15 minutes avant la fin de la cuisson.

Mixer.

Les petits farcis végétariens maison

Pour 4 personnes :

4 courgettes rondes, 4 tomates, 4 gros oignons, 2 petits poivrons jaunes, 4 gros champignons.

Farce :

1 poivron rouge, 2 petites courgettes, 150 g de champignons de Paris frais, 40 g de mie de pain complet, 2 petits œufs, du basilic, 2 petites gousses d'ail, quelques pignons de pin et 75 g de ricotta et de parmesan râpé.

Évider les légumes et garder leur chair. Retourner les tomates pour les égoutter. Hacher grossièrement tous les légumes et la chair évidée et faire revenir dans une c.à.s. d'huile d'olive. Hors du feu, mélanger avec la ricotta, les œufs, le basilic haché, la mie de pain, saler, poivrer et mixer le tout.

Cuire au four à 175°C pendant 30 minutes. Mouiller avec un peu de bouillon de volaille bio. Excellent avec un riz complet ou des céréales.

Tarte brocolis maison

Pour 4 personnes :
Un rouleau de pâte brisée
à précuire 15 minutes
300 g de brocolis en bouquets
50 g de parmesan
250 g de ricotta
100 g de chèvre frais
10 cl de crème liquide
3 œufs
huile d'olive, sel, poivre

Blanchir les bouquets de brocolis, mélanger les œufs, la ricotta, le parmesan, la crème liquide, le chèvre frais.

Mettre au four préchauffé à 180°C. Cuire 35 minutes.

Trucs et astuces

*Penser aux **marinades** pour enrichir les saveurs des viandes et des poissons...*

Marinades maison

Le principe de la marinade est de laisser mariner les aliments quelques heures (de deux heures pour les poissons à une nuit pour les viandes).

*Mettre les morceaux de viande
ou de poisson dans un bol et les
enrober de marinade.
Sortir les aliments du réfrigérateur
30 minutes avant la cuisson.
Bien égoutter les aliments avant de les faire cuire,
grillés, sautés, en vapeur, en papillote, au four...
Réintroduire la marinade à la fin en fond de sauce.
Saler en cours de cuisson.*

Pour poissons :

*1 jus de citron vert ou jaune
2 c.s. de sauce soja et d'huile d'olive
1 gousse d'ail hachée
coriandre fraîche ciselée
1 c.s. de gingembre râpé.*

**Pour poulets, dindes, coquelets,
viandes blanches :**

*Des gousses d'ail haché,
de l'huile d'olive,
le jus de 1 ou 2 citrons,
du paprika, du curcuma,
du piment d'Espelette,
thym, sel.*

*Créer vos variantes avec du yaourt,
du lait de coco, du fromage blanc, de la crème de soja
et divers aromates : paprika, curcuma, curry, safran ou
herbes fraîches, basilic, estragon ou coriandre...
essayez divers agrumes, du miel, des thés, de la vanille...*

Soyez créatifs !

« Basconnaise de l'écureuil »
de Jeannette Dextreit

Par personne :
2 endives, ou un cœur de laitue
1 pomme acide
10 petits choux de Bruxelles
6 amandes
6 noisettes
1 branche de persil
1 c.s. d'huile d'olive
1c.c. de levure alimentaire (en maison de diététique)
1 pincée de sel marin
1 jus de citron

Au fond du saladier, écraser grossièrement les amandes et noisettes, battre avec huile, citron, sel, persil et levure. Couper les endives et laitues en morceaux, couper les choux de Bruxelles en lanières et la pomme en morceaux.

Remuer et servir.
Ce plat, servi avec un peu de pain complet, peut constituer un repas pour un enfant de 6 ans.

Trucs et astuces

Laver les légumes avant de les peler, **ne pas les laisser tremper**, afin qu'ils ne perdent ni leur minéraux ni leur vit. C.

« Les gratins de Bruno »

Pour 4 personnes :
400 g de pommes de terre
400 g de carottes
200 g de céleri boule
50 g de comté

Cuire à la vapeur,
passer le tout au moulin à légumes,
assaisonner de sel, poivre, d'une gousse
d'ail haché et de thym frais.
Incorporer des petits dés de comté,
4 c.s. d'huile d'olive.

Mettre le tout dans un plat à gratin,
passer au four 20 minutes à 90 °C.

❤❤❤

Variantes

Jongler avec les proportions de légumes
en fonction des saisons, des goûts et
des couleurs, des aromates...

Trucs et astuces

Pour obtenir de bons légumes, peu chers
et de qualité, branchez-vous sur
www.mon-panier-bio.com

Annexes

RÉSULTATS DU QUIZ

Score sur 30

0-10 Vous êtes une parfaite victime des slogans publicitaires alimentaires.
11 - 20 Ce n'est pas si mal, mais vous avez encore des idées préconçues.
21 - 30 Votre bon sens vous guide, le marketing a peu de prise sur vous.

1 - ★ Faux. La césarienne ne permet pas la colonisation de la flore intestinale du bébé et favorise les risques d'allergie.
2 - ✫ Vrai et faux. Vrai si elle mange correctement, faux si elle est carencée en bons acides gras.
3 - ☆ Vrai. Car rien ne remplace le lait maternel quant à la santé nutritionnelle du bébé et la relation corps à corps sur le plan émotionnel.
4 - ★ Faux. Certains aliments ne devraient pas être donnés avant un âge qui correspond à la maturité des processus de digestion (enzymatiques digestifs comme la viande avant 6 à 9 mois...).
5 - ★ Faux. Les allergies alimentaires dépendent en grande partie de la santé de l'intestin grêle, de sa flore et de sa muqueuse.
6 - ★ Faux. Le bon lait est bon pour la santé, c'est-à-dire le lait qui sort du pis de la vache et qui n'a pas été perturbé dans sa transformation.
7 - ★ Faux. Il faut respecter le jeûne entre les repas pour bien digérer.
8 - ★ Faux. Le bio est nécessaire mais non suffisant ; la fraîcheur des produits, les modes de transformation interviennent également.
9 - ★ Faux. Là encore, cela dépend de la qualité et du mode d'élevage des volailles.
10 - ★ Faux. Le jambon industriel renferme des additifs qui perturbent le fonctionnement cérébral de l'enfant.
11 - ✫ Faux et Vrai. Tout dépend du type d'alimentation végétarienne, si elle combine les céréales et les légumineuses et si elle renferme un peu d'œuf, il n'y aura pas de carences
12 - ★ Faux. Le poisson, les œufs, les légumineuses associées aux céréales peuvent la remplacer
13 - ★ Faux. Tout dépend du type de nourriture que reçoivent les poissons d'élevage, et sur le plan écologie de la planète c'est pire encore.
14 - ★ Faux. Seuls les œufs bio 0 sont propres à une consommation responsable et de qualité, les œufs 3 sont des œufs de batterie.
15 - ✫ Vrai et Faux. Les œufs renferment 215 mg de cholestérol, mais aussi 146 mg de cystéine, un acide aminé qui protège le cholestérol de l'oxydation et lui permet de synthétiser nos hormones.
16 - ☆ Vrai. Car ils ont perdu leur contenu en vitamines et en oligoéléments bio-disponibles, mais également en antioxydants. Par contre ils gardent leurs fibres.

17 - ★ Faux. La cuisson détruit beaucoup de composés micronutritionnels (vitamines, oligoéléments, antioxydants et surtout les enzymes) qui permettent une digestibilité correcte des aliments.

18 - ★ Faux. Les AMAP, le panier bio, les marchés peuvent vous fournir de superbes légumes naturels et frais.

19 - ★ Faux. Par leur contenu en fibres, en vitamines, en eau et en minéraux, les légumes permettent d'avoir un effet satiétogène.

20 - ★ Faux. Selon le mode de cuisson, trempage, et l'usage de bicarbonate, ils perdent leur caractère flatulent et ne font pas grossir s'ils sont accommodés avec des céréales sans graisses

21 - ★ Faux. Elles apportent goût, saveur, antioxydants, vitamines et diversité dans nos plats.

22 - ☆ Vrai. Car les fruits séchés dépourvus d'eau ont une densité calorique plus forte.

23 - ★ Faux. Les céréales du commerce sont chauffées avant déshydratation et ont perdu leurs vitamines B et E ainsi que les oligoéléments, ils sont transformés en sucres rapidement et n'ont pas la même valeur nutritive que les céréales germées.

24 - ★ Faux. Ce sont des huiles chauffées ou raffinées qui ont perdu leurs acides gras essentiels.

25 - ✰ Vrai et faux. Vrai, pour les bonnes huiles de première pression à froid biologique, faux pour les autres.

26 - ★ Faux. Pas chez les petits car ils stimulent le système nerveux orthosympathique et créent des troubles du sommeil.

27 - ★ Faux. Ils favorisent les phénomènes addictifs et perturbent le fonctionnement de nos glandes digestives (sécrétions pancréatiques).

28 - ★ Faux. Car souvent ils sont enrichis avec des ferments lactiques différents de ceux trouvés habituellement dans notre intestin.

29 - ★ Faux. Ce sont des leurres et ils renferment souvent des édulcorants qui ne permettent pas un développement normal des réponses sécrétoires digestives.

30 - ★ Faux. Elles comportent des acides gras trans, ou des acides gras saturés modifiés qui perturbent le fonctionnement intestinal de nos membranes cellulaires notamment neuronales. Le bon beurre de baratte contient des nutriments utiles (vit A).

Lait maternel *(100ML)*, **lait de vache, lait maternisé**
Comparaison des apports

☞	Femme	Vache	Maternisé 1er âge*
Matière sèche (g)	12,0	12,5	xx
Valeur énergétique (kcal)	**67**	**67**	**69**
Protéines : totales (g)	**1,55**	**3,5**	**1,65**
caséine (g)	0,85	2,8	0,8
lactosérum (g)	0,7	0,7	nsp
a_lactalbumines (g)	0,35	0,2	nsp
b_lactoglobulines (g) allergisantes	**0**	**0,35**	nsp
immunoglobulines (g)	0,15	0,05	nsp
Glucides : totaux (g)	**7,5**	**4,5**	**7,4**
lactose (g)	**6,5**	**4,5**	**5,2**
oligosaccharides (g)	1,0	Traces	nsp
Lipides : totaux	3,5	3,6	3,6
ac. linoléïque (% lipides, cerveau)	**10**	**3**	**15**
cholestérol (mg)	20	13	nsp
Minéraux : totaux (g)	0,2	0,7	0.3
calcium (mg)	**30**	**125**	**54**
phosphore (mg)	**20**	**100**	**32**
magnésium (mg)	5	12	nsp
sodium (mg)	10	50	nsp
potassium (mg)	**45**	**125**	**nsp**
fer (mg)	0,1	0,03	0,8
Vitamines : vit. A (UI)	**170**	**150**	**nsp**
carotènes (µg)	50	25	nsp
vit. D (UI)	2	4	nsp
vit. E (mg)	0,5	0,15	nsp
vit. C (mg)	4	2	nsp
vit. B1 (mg)	15	40	nsp

* Source : www.institutdanone.org (Lait à protéines adaptées.)

Utilité des vitamines

A	*œil, peau, croissance, stimule les défenses, antioxydant*
B1	*cerveau, source d'énergie, transmet influx nerveux*
B2	*stimule la peau, les ongles, les cheveux, transforme les sucres*
B3	*stimulant des fonctions digestives, synthèse des acides gras*
B5	*assimilation des corps gras, sucres et protéines, synthétise le cholestérol*
B6	*antidéprime, fatigue, irritabilité, et stimule peau et muqueuses*
B8	*stimule la peau, les muqueuses, les ongles et les cheveux*
B9	*antifatigue, bon pour le sommeil, la mémoire et l'anémie*
B12	*production des globules rouges, post-partum, mémoire*
C	*défenses immunitaires, antioxydant, synthèse d'hormones, assimilation du fer, antifatigue*
D	*assimilation du calcium, résistance aux infections*
E	*antioxydant, protection des neurones, cœur et artères*
K	*antihémorragique*

Utilité des minéraux et oligoéléments...

Calcium	*os, cœur et système nerveux, coagulation du sang*
Chrome	*antidiabétique, limite consommation du sucre*
Cuivre	*favorise passage fer dans le sang, antistress, antioxydant, pigmente la peau*
Fer	*antianémie, bon pour la mémoire*
Iode	*coagulation sanguine, la calcification, lutte contre les maladies cardio-vasculaires*
Magnésium	*équilibre psychique, antistress, anti-infectieux*
Manganèse	*antiallergique, améliore la mémoire*
Potassium	*constitution des os et des dents, ainsi que pour le métabolisme énergétique*
Phosphore	*contraction des muscles et du cœur, transmition de l'influx nerveux*
Sélénium	*antioxydant, antivieillissement, dépolluant (plomb, mercure, arsenic, cadmium)*
Silicium	*indispensable à la croissance osseuse, aux cartilages et tissus conjonctifs*
Zinc	*peau, défenses immunitaires, cicatrisant, antioxydant*

Conclusion

Le fait d'avoir pris de la hauteur par rapport à tous les traités grand public ou scientifiques qui aujourd'hui prêchent pour leur chapelle (méthode ceci, méthode cela), qui semblent chacune apporter des preuves à grands renforts d'études cliniques, épidémiologiques sur la véracité de telles pratiques, nous a permis de nous situer dans un quotidien au cœur des réalités.

Autrement dit, que faire en conscience, sachant qu'il est devenu difficile, voire impossible de manger à 100 % sainement aujourd'hui, même en bio ?

Pour cela, la réponse vient plus de la prise de conscience des raisons profondes d'une bonne nutrition.
Se nourrir c'est non seulement tenir compte de ce que renferme notre assiette, mais surtout de ce que deviendra dans l'organisme, jusqu'au niveau de la plus petite des cellules, ce que nous avons ingurgité.
C'est, de manière imagée, le même constat que l'on peut faire en fermant la dernière page d'un livre : qu'en avons-nous retenu ?
Certains ouvrages contiennent des tonnes d'informations sur l'alimentation, sur les risques des produits ou des procédés de l'industrialisation, mais aucun, jusqu'alors, n'a permis de faire une synthèse neutre et objective sur la réalité pratique.

Que dire ? Arrêter l'allaitement maternel, car il y a des études qui ont montré la présence de métaux lourds toxiques dans ce lait, est-ce une absurdité par rapport à tous les effets bénéfiques sur l'immunité pour le bébé ? De même, un peu de toxique ne sera pas mortel, si les systèmes de défense de l'organisme sont capables de les éliminer.
Par exemple, pourquoi une personne peut-elle fumer quatre-vingts ans de sa vie sans développer un cancer du poumon, alors qu'une autre, qui n'aura fumé que durant dix ans, mourra d'un tel cancer ?

Une étude démontre que la fumée de tabac contient une substance non cancérigène qui, absorbée dans le sang, métabolisée par le foie devient cancérigène et induit le cancer du poumon, sauf si ce même foie peut la neutraliser par une activité enzymatique qui dépend de la consommation de substances soufrées (ail, oignon, échalote).
Ainsi la personne qui consomme sa salade quotidienne avec présence d'ail est-elle protégée par rapport à celle qui ne le fait pas.

Qu'est-ce que se nourrir ?

La digestion, c'est quoi ? C'est déconstruire et humaniser ces éléments que nous apportons dans l'assiette.
L'être humain – et tout particulièrement le jeune en croissance – ne peut pas vivre et grandir uniquement grâce à des substances inorganiques. L'énergie nécessaire à sa croissance, il la tire d'autres êtres vivants (végétaux ou animaux). C'est le contenu vivant et actif de ces entités qui vont lui permettre d'édifier son corps suivant un modèle transmis par le code génétique hérité des parents.
Pour humaniser ces produits provenant d'autres règnes,
il faut DIGÉRER.

☛ *Écraser les substances (**mastication**).*

☛ ***Ensaliver**, apport d'enzymes, les amylases nécessaires à la digestion des sucres.*

☛ *Attaquer par l'acide chlorhydrique et la **pepsine gastrique**.*

☛ *Et **finaliser** au niveau de l'intestin grêle ce processus de dissolution qui permet non seulement le passage de molécules simples, mais également la libération de forces nécessaires à la **croissance ou au maintien du vivant.***

C'est uniquement sous cette forme que la vie est entretenue.
Quelles que soient les substances que contiennent les aliments (glucides, lipides, protéines), c'est uniquement parce que la digestion a finalisé leur dé-construction et libéré la force du vivant qu'ils contenaient que s'accomplit le phénomène essentiel de la nutrition.
Autrement dit, tout aliment n'est utile que s'il est porteur de VIE.

C'est ainsi que les aliments crus, porteurs de leurs propres enzymes, sont parfois plus digestes et donc plus assimilables.

De la même manière, l'ambiance, la présentation, la transformation qui font partie de tout l'art culinaire jouent un rôle essentiel dans cette libération des forces de vie.

Souvenez-vous qu'un enfant qui bénéficie d'une super alimentation bio, fraîche, colorée, pleine de vie, mais qui doit l'ingérer dans une ambiance de tension familiale, de cris, de colère n'en tirera qu'un maigre bénéfice ; pire, il pourra transformer ces bons ingrédients en un produit toxique.

La flore intestinale est très sensible à l'émotionnel.
Le système nerveux entérique (situé dans la muqueuse de l'intestin grêle) est en lien avec le cerveau émotionnel d'un côté et la flore intestinale de l'autre. Dans ce sens, toute colère, toute peur, anxiété, angoisse des adultes qui entourent l'enfant vont modifier la composition de la flore intestinale et permettre la prolifération de bactéries pathogènes et la destruction des bactéries bénéfiques.

Comme le dit si bien le Dr Campbell-McBride dans son ouvrage "Gut and Psychology Syndrom", *2004 :*
« En l'absence ou en carence de bactéries bénéfiques au sein de la flore intestinale, le système digestif n'est plus une source nutritive pour l'organisme, mais bien une source majeure de toxicité. »

C'EST LE GRAND ŒUVRE DE L'ALCHIMIE DIGESTIVE !

« Post-en-bulle »

Sachez que même si vous ne parvenez pas
à tout mettre en œuvre,
vous faites au mieux, car...

...le meilleur repas,
concocté avec soin,
et constitué des meilleurs produits
ne sera jamais aussi bénéfique
que le plat mangé, savouré
en famille ou entre amis,
dans une ambiance
festive et aimante.

La règle des 3 P

- **Partager de beaux moments**
- **Prendre du plaisir**
- **Pardonner les écarts et les faiblesses**

« L'humanité n'a jamais rien gagné par l'effort de la foule. Elle est poussée en avant par la passion de quelques individus, par la flamme de leur intelligence, par leur idéal de science, de charité ou de beauté. »
Alexis Carel (médecin - Lyon -1873)

Bibliographie

ACREMANT Joël, *Se nourrir aujourd'hui Vers une nouvelle conscience des choix alimentaires,* Éd. Novalis.

ALBERTS BRAY, *L'essentiel de la biologie cellulaire, médecine Sciences*, Flammarion.

AUBERT Claude, *Quelle agriculture pour quelle alimentation ?* Éditions Milan.

BARKER David, *Un bon départ dans la vie Comment l'alimentation de la mère peut protéger l'enfant de maladies à l'âge adulte,* Éd. JC Lattès.

BELPOMME Dominique, *Ces maladies créées par l'homme. Comment la dégradation de l'environnement met en péril notre santé*, Éd. Albin Michel.

BIRCHER BENNER Max, *Les principes généraux d'alimentation Bad Homburg.*

BOURRE Jean Marie, *La diététique du cerveau*, Éd. O Jacob.

BLYTHMAN Joanna, *La Vérité sur ce que nous mangeons*, Éd. Marabout.

BURCKEL André, *Régime crétois et vitamines*, Éd. Laurens.

CARTON Paul, *Les trois aliments meurtriers*, Éd. Maloine.

CARTON Paul, *Thérapeutique infantile en exemples*, Éd. Maloine.

CURTAY Jean-Paul, *Nutrithérapie, bases scientifiques et pratique médicale*, Nutridoc.

GARNER Ron, *La santé consciente*, Éd. Ariane.

GOODALL Jane, *Nous sommes ce que nous mangeons*, Éd. Actes sud

GROSDIDIER Régis, *Les compléments alimentaires, le guide*, Éd. Trédaniel.

HERNANDEZ RAMOS Felipe, *Que tus alimentos sean tu medicina*, Éd. Integral.

HERZOG Bernard, *Les 7 fléaux*, Éditions du CRAM.

KOUSMINE Catherine, *Sauvez votre corps*, Éd. Robert Laffont.

KUNZ-BIRCHER Ruth, *Le guide de santé Bircher*, Éd. Stock.

LABBE Christophe, PORQUET Jean Luc, RECASENS Olivia, WOZNIAK, *Vive la malbouffe*, Éd. Hoëbeke.

LAGARDE Claude, *Votre santé se trouve au cœur de vos cellules*, Éd. Jouvence.

L'ASSIETTE VITALITE Ligue conte cancer

LEBOYER Frédéric, Un art traditionnel, le massage des enfants, Éd. Seuil
LEMAIRE Hélène, *Le Bonheur est dans les huiles*, Éd. Quintessence.
MEDART Jacques, *Manuel pratique de nutrition*, De Boeck.
MORELLE Jean, *L'oxydation des aliments et la santé*, Éd. FX de Guibert
ODENT Michel, *Césariennes, questions, effets, enjeux*, Éd. Le Souffle d'or
ODENT Michel, *Votre bébé est le plus beau des mammifères*, Éd. Albin Michel.
PRENEY Suzanne, FAVRE Brigitte, *Kousmine gourmande*, Éd. Jouvence
PRENEY Suzanne, *L'élève et je soigne mon enfant avec les méthodes naturelles*, Éd. Sully.
RATH Mathias, *Guide de nutrition*, Éd. Rath.
RENAUD Serge, *Le régime santé*, Éditions Odile JACOB.
REYMOND William, *Toxic Food Enquête sur les secrets de la nouvelle malbouffe*, Éd. Flammarion.
SCHMIDT Gerhard, *L'alimentation dynamique*, Éd. Triades.
SCHNEIDER E, *La santé par les aliments*, Éd. SdT.
SEIGNALET Jean, *L'alimentation ou la troisième médecine*, FX de Guibert
STEINER Rudolf, *Alimentation et santé*, Éd. EAR.
TROTTA Pascal, *L'alimentation vivante, une médecine à part entière*, Éd. F X de Guibert.
VASEY Christopher, *Manuel de diététique, de nutrition et d'alimentation saine*, Éd. Jouvence.
WOLFF Otto, *Que mangeons-nous vraiment ?* Éd. Les Trois Arches.
WWF *Planète cuisine*, Minerva Édition.

Quelques sites internet

> Pour trouver un membre du réseau AMAP près de chez vous :
www.reseau-amap.org/recherche-amap.php

> Infos bio et nature en général :
www.nanabio.comwww.cdurable.info
www.terrevivante.org
www.monpanierbio.com
www.demeter.com
www.gerbeaud.com
www.cityfarmer.fr
www.fromages-de-terroirs.com

> Pour trouver des infos sur vos enfants et la nutrition en général :
www.naîtreetgrandir.net
www.extenso.org
www.lemangeurocha.com
www.biogassendi.ifrance.com
www.healthandfood.be
www.teteamodeler.com/sante/nutrition
www.magicmaman.com
www.mangerbouger.fr
www.vitalitegourmande.skynetblogs.be
www.passeportsante.net/Fr
www.mangerbouger.fr/
www.observatoiredupain.fr
www.eufic.org

> Pour des idées créatives avec votre enfant :
www.teteamodeler.com

> Programmes en podcast :
www.arte.tv/globalmag
www.santepratique.fr

> Expérience scolaire de culture du bio et du vivant :
www.lentilly.info/-Le-jardin-des-ecoliers-

Index

D

E

F

G

H

I

J

K

L

S

T

V

Y

Z

Dépôt légal : juin 2014 N° imprimeur : 061448149

Imprimé en France par Présence Graphique - Monts.